Brigitte Osswald
Chirurgische Fallstricke kardialer Rhythmusimplantate

Brigitte Osswald

Chirurgische Fallstricke kardialer Rhythmusimplantate

Beispiele aus der täglichen Praxis
der Revisionschirurgie und Rechtsmedizin

DE GRUYTER

Autorin
Prof. Dr. med. Brigitte Osswald
Medizinische Klinik I
Johanniter-Krankenhaus Rheinhausen
Kreuzacker 1-7
47228 Duisburg-Rheinhausen
E-Mail: B.Osswald@johanniter-rheinhausen.de

ISBN: 978-3-11-063696-3
e-ISBN (PDF): 978-3-11-065425-7
e-ISBN (EPUB): 978-3-11-065470-7

Library of Congress Control Number: 2021942526

Bibliografische Information der Deutschen Nationalbibliothek
Die Deutsche Nationalbibliothek verzeichnet diese Publikation in der Deutschen Nationalbiblio-
graphie; detaillierte bibliografische Daten sind im Internet über http://dnb.d-nb.de abrufbar.

© 2021 Walter de Gruyter GmbH, Berlin/Boston
Einbandabbildung: Brigitte Osswald
Satz/ Datenkonvertierung: L42 AG, Berlin
Druck und Bindung: CPI books GmbH, Leck

www.degruyter.com

Vorwort

Dass es DEN „goldenen Weg" bei der chirurgischen Behandlung von Patienten mit elektronischen kardialen Geräten nicht gibt, sieht man spätestens dann, wenn man durch Hospitationen oder zugewiesene Patienten Einblicke in die Behandlungspraxis unterschiedlicher Kliniken bekommt.

Die meisten Kollegen bekommen ihr Rüstzeug von Erfahreneren, seien es Kollegen der eigenen Klinik oder externe erfahrene Kollegen. Im Detail kann man viele Vorgehensweisen diskutieren, aber es gibt einige Fallstricke, die zumindest teilweise vermeidbar sind. Die folgenden Abschnitte sollen einen groben Anhalt über mögliche Fallstricke sowie sehr spezielle Befunde zum Thema Herzschrittmacher- und Defibrillatoroperationen geben. Zur besseren Anschauung sind zahlreiche klinische Befunde mit entsprechender Bildgebung aufgeführt.

Das vorliegende Buch erhebt keinen Anspruch auf die vollständige Darstellung aller möglichen Dinge, die im Zusammenhang mit den Eingriffen auftauchen können. Es enthält die eindrücklichsten Befunde aus den letzten 25 Jahren an den Standorten Heidelberg, Essen, Bad Oeynhausen, Düsseldorf und Duisburg. Dies ist erwähnt, da es bezüglich der ein oder anderen Fallstricke regionale Häufungen gibt.

Das Buch ist nicht als „Fingerzeig" im Sinne von „wie dämlich", sondern als Hinweis gedacht, auch auf Kleinigkeiten zu achten und diese „kleinen Operationen", die schnell zu sehr großen auswachsen können, mit entsprechendem Respekt und einer gewissen Liebe zum Detail anzugehen und möglichst viele Fallstricke dabei zu umgehen.

Brigitte Osswald
Mai 2021

https://doi.org/10.1515/9783110654257-201

Inhalt

1 Hautschnitt

Der Hautschnitt determiniert nicht nur das spätere kosmetische Ergebnis (Abb. 1.1), sondern auch die Möglichkeit eines Venenzuganges und die Lage der Gerätetasche (Abb. 1.2). Bei der in Abb. 1.2 gezeigten 45-jährigen Patientin mit AV-Block III° trat 5 Jahre nach Implantation eine Sondendysfunktion der RV- und RA-Elektrode auf. Der primär gewählte Zugang reichte bis zum medialen Anteil der Klavikula, die Elektroden sind extrem steil verlaufend punktiert worden. Die erhebliche Adipositas (Body-Mass-Index 47) mag bezüglich der idealen Inzision Schwierigkeiten bereiten, aber es lassen sich die Strukturen des Humerus, der Klavikula und selbst bei korpulenten Patienten die Grenzen des M. pectoralis und des M. deltoideus tasten, die üblicherweise die laterale Begrenzung der Inzision kennzeichnen.

In heutigen Zeiten gibt es durchaus interessante Anforderungen an die Schnittführung: Nicht immer gelingt es, eine unauffällige Inzisionslinie durchführen zu können, aber es sollte wegen der Infektionsgefahr vermieden werden, Pigmente in die Wunde zu verschleppen, bzw. die Inzision mitten durch ein Tattoo zu führen. Dass selbst CRT-Ds „tattoofreundlich" platziert werden können, belegt Abb. 1.3.

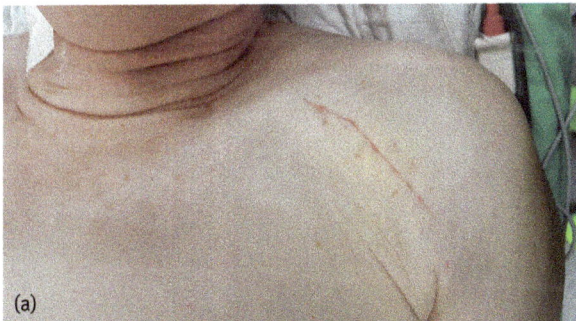

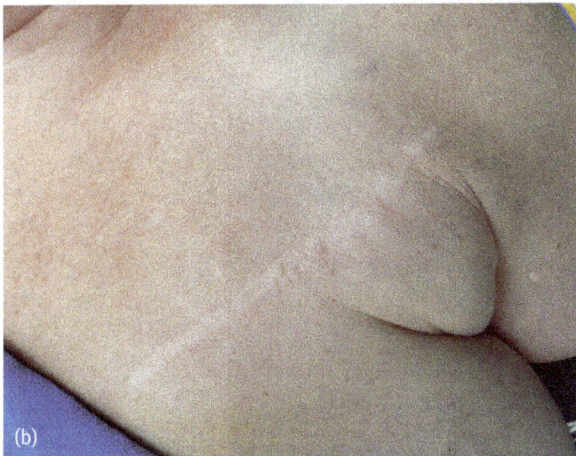

Abb. 1.1: a) Großzügiger Hautschnitt von der Klavikula bis in den Bereich des linken Oberarmes reichend; b) große Schnittführung rechts pektoral von knapp unterhalb des Humerus bis zur vorderen Axillarlinie reichend.

https://doi.org/10.1515/9783110654257-001

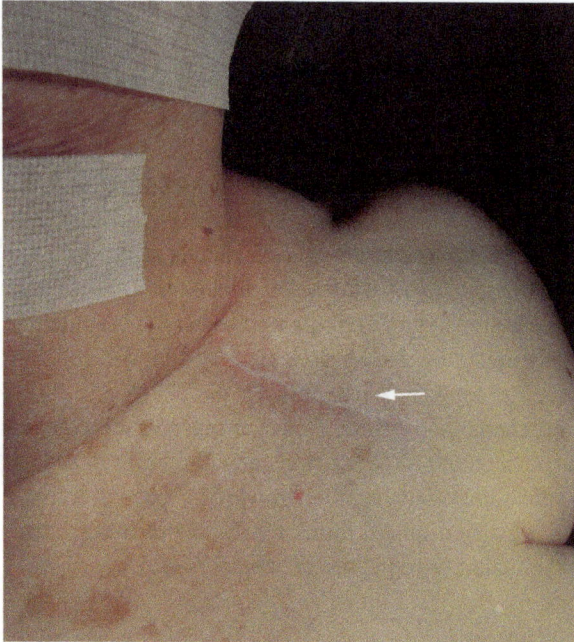

Abb. 1.2: Atypische Schnittführung medial die Klavikula
übergreifend (weißer Pfeil) mit
dadurch bedingt sehr steiler
Punktion der V. subclavia
(Röntgenbild schemenhaft
überprojiziert).

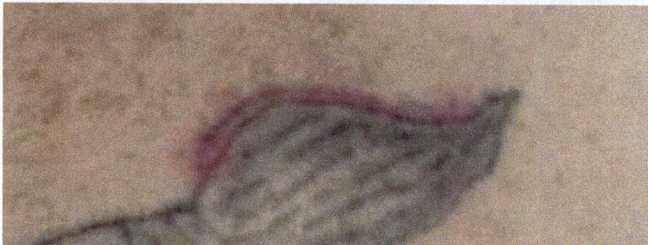

Abb. 1.3: Parallel zur Tattoo-Linie verlaufender Schnitt, intrakutan genäht, der zur Implantation
eines CRT-D-Systems ausreichte und in der Folge als feiner weißer Strich blieb.

Neben der Auswirkung auf die Haltbarkeit einer Elektrode sollte nicht unter-
schätzt werden, dass Patienten in Wartezimmern durchaus auch ihre Narben verglei-
chen und die Narbe nicht nur die „Handschrift des Chirurgen" darstellt, sondern für
den Patienten der offensichtlichste Teil der Operation bleibt.

Allerdings hilft die schönste und feinste Hautnaht nur wenig, wenn sich Aggregat und/oder Elektrode bereits weithin sichtbar direkt unterhalb der Cutis befinden
und damit eine Gefahr für eine drohende Infektion darstellen (Abb. 1.4).

Trotz aller „Selbstverständlichkeiten" handelt es sich um eine Wundöffnung, die
vor allem bei unzureichendem Hautverschluss eine potenzielle Eintrittspforte für
Hautkeime darstellt (Abb. 1.5).

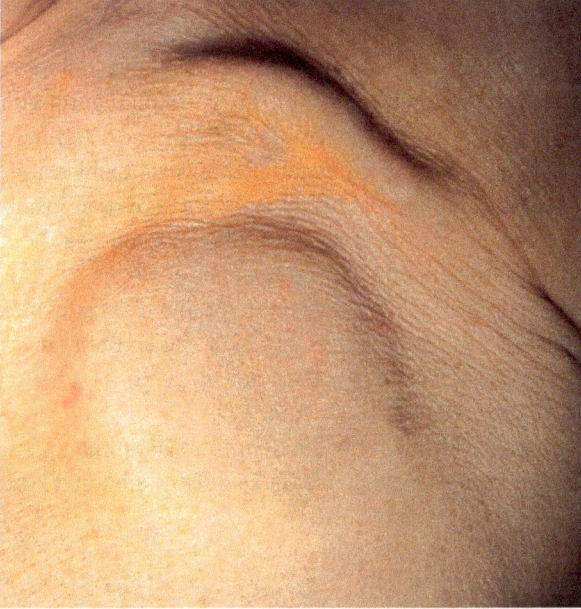

Abb. 1.4: Schmale, feine Narbe, jedoch unmittelbar subkutane, nicht subfasziale Elektroden- und Gerätelage mit drohender Perforation.

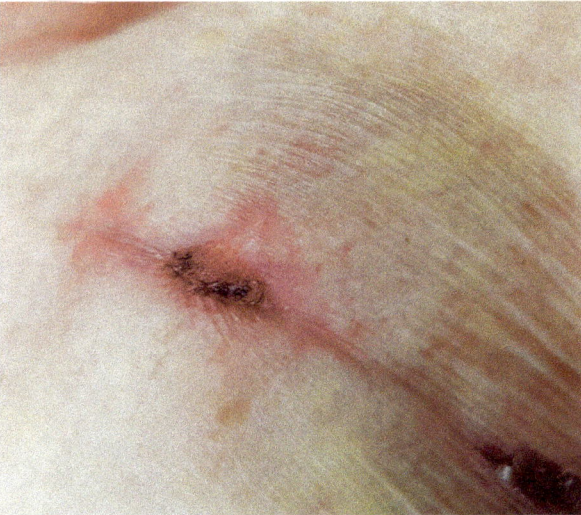

Abb. 1.5: Dehiszente Naht mit Schwellung der Aggregattasche und putrider Sekretion bei primär unauffälliger Narbe ohne Schwellung und geringer Dehiszenz ausschließlich lateral.

1.1 Seite der Implantation

Die Implantationsseite orientiert sich in erster Linie an den Wünschen des Patienten und den individuellen Gegebenheiten. Dies gilt nicht nur für die Implantation von Herzschrittmacher- und ICD-Systemen, sondern auch für weiterführende Maßnahmen. In Abb. 1.6 ist der nicht nur mutige, sondern erstaunlicherweise nicht gelungene Versuch der Demerskatheter-Implantation bei bestehendem ICD-System ipsilateral dargestellt, der jedoch zu einer Sepsis führte und die Explantation des dann links pektoral implantierten Demerskatheters und des ICD-Systems erzwang.

Oft gibt es eine „dominante" Seite, bei der das Implantat vor allem bei subkutaner bzw. subfaszialer Lage potenziell stört. Hierbei bezieht sich das „Stören" nicht nur auf bewusste Tätigkeiten, sondern auch auf das Spüren des Aggregates und/oder der Elektroden im täglichen Alltag und/oder im Schlaf (Abb. 1.7).

Auch heute noch präferieren einige Kliniken für die Schrittmacherimplantation die rechte Seite, um bei Wechsel auf ein ICD-System das Gerät zu entfernen und kon-

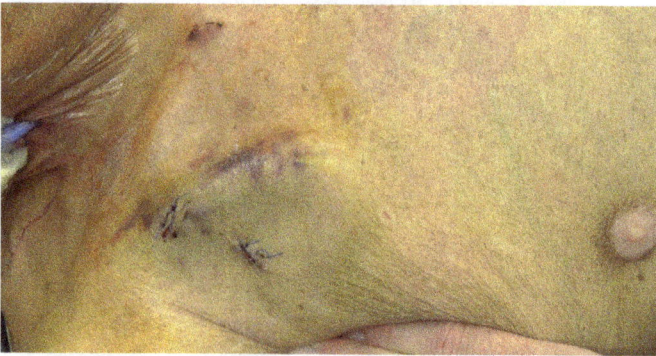

Abb. 1.6: Misslungener Versuch, durch die gut sichtbare Aggregattasche hindurch einen Demerskatheter zu platzieren.

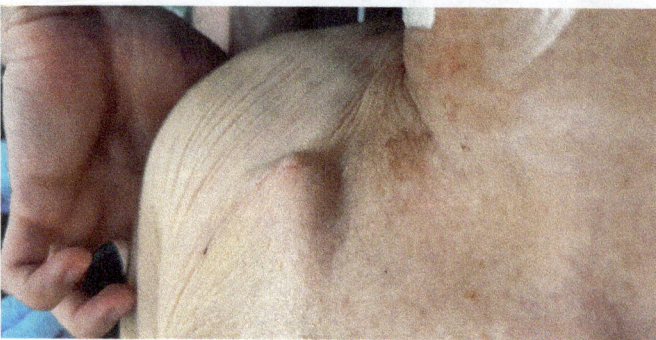

Abb. 1.7: Patient vor einem Aggregatwechsel, mit Schmerzen seit Implantation bei jeder Armluxation durch das an das Periost reichende Aggregat.

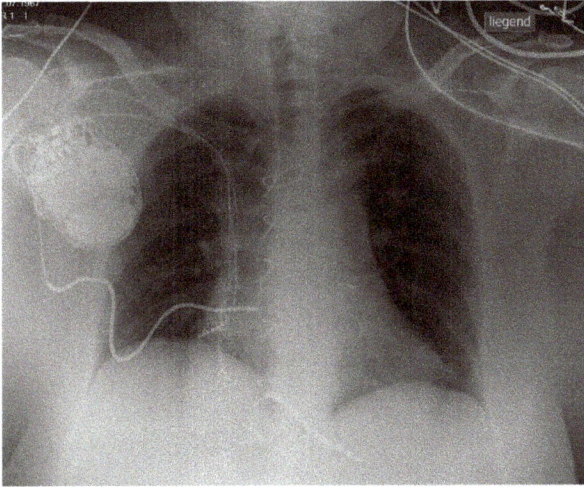

Abb. 1.8: Nach ineffektiver Schockabgabe, effektiver Schock mit 15 J Sicherheitsmarge nach rechtsseitiger Implantation einer subkutanen Fingerelektrode.

tralateral das ICD-System zu implantieren. Dies, aber auch Gründe wie eine stattgehabte Infektion mit Explantation des Systems links können zu der Implantation von ICD-Systemen rechts führen. Prinzipiell ist das wenig problematisch, allerdings kann vor allem bei kleinem rechtsventrikulärem Cavum und/oder ungünstiger Lage der rechtsventrikulären Schock-Coil nur wenig Myokard in den Schockpfad kommen und zu einer ineffektiven Schockabgabe bei notweniger ICD-Therapie führen; diesen Befund zeigte eine 58-jährige Patientin. Wie auch auf der linken Seite kann selbst die rechtsseitige Implantation einer subkutanen Fingerelektrode (Abb. 1.8) zu einer deutlichen Verminderung der Defibrillationsschwelle führen, so dass nicht immer weitere Zusatzelektroden oder ein Seitenwechsel notwendig sind.

1.1.1 Aktivitäten

Bereits bei der Aufklärung ist explizit zu fragen, ob der Patient einen Beruf ausübt bzw. ein Hobby betreibt, bei dem ein Schrittmacher in „Standardposition" zu Einschränkungen führt. Es handelt sich beispielsweise um Jäger, die das Gewehr „anlegen" oder generelle Freiheit im Schultergürtel bevorzugen (Abb. 1.9). Auch Bogenschützen, Golfer, Tennisspieler, Geigenspieler etc. haben meist klare Präferenzen.

Ein Sonderfall sind kleine Kinder, bei denen das Gerät in der standardpektoralen Position zu Bewegungseinschränkungen, aber durch die Sichtbarkeit später auch zu psychischen Problemen führen kann. Die gilt nicht nur für Herzschrittmacher und ICD in klassisch pektoraler Position, sondern bereits für implantierbare Loop-Recorder (Abb. 1.10), zumindest für jene, die ein größeres Volumen aufweisen. In Abb. 1.10 ist gut erkennbar, dass an den relativ scharfkantigen Geräteecken die Haut

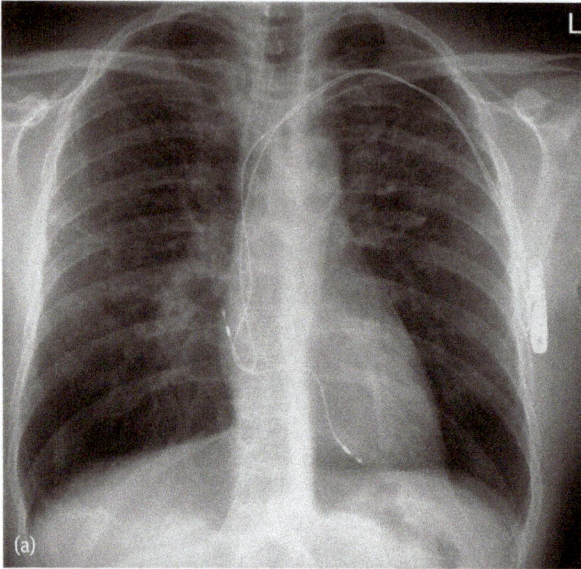

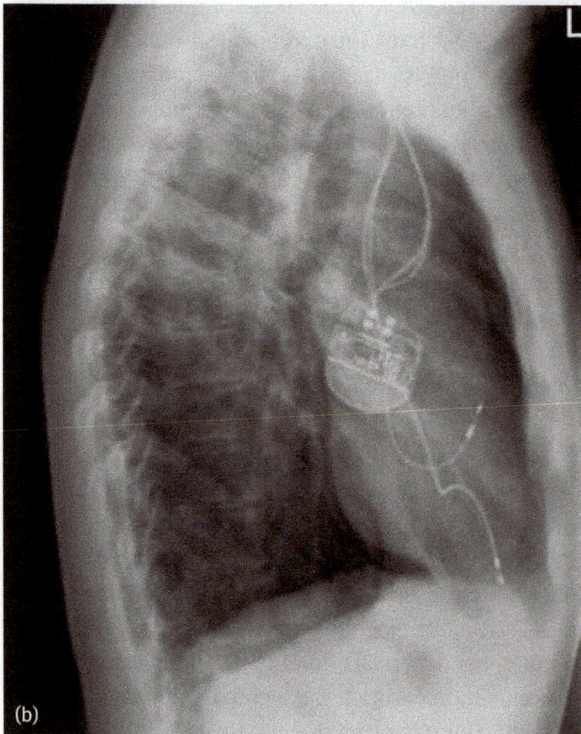

Abb. 1.9: a) p.a.-Thorax-Röntgenbild nach Implantation eines Zweikammer-Schrittmachersystems mit axillärer Aggregatlage bei einem sportlich aktiven Patienten; b) seitliches Thorax-Röntgenbild nach Implantation eines Zweikammer-Schrittmachersystems mit axillärer Aggregatlage bei einem sportlich aktiven Patienten.

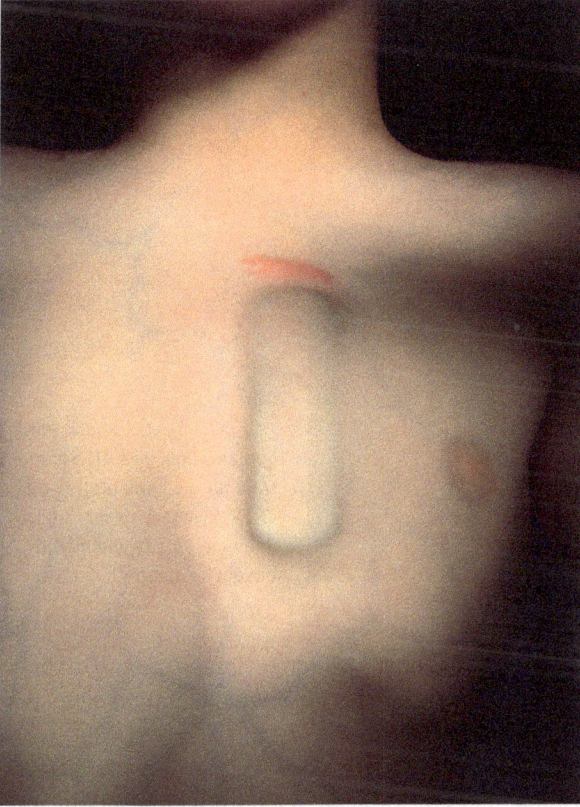

Abb. 1.10: Deutlich direkt unter der Haut sichtbarer Loop-Recorder bei einem 9-jährigen Kind.

kaum mehr ihre Barrierefunktion aufrechterhalten kann. Vermutlich ist es der Dehnbarkeit der kindlichen Haut zu verdanke, dass es hier noch nicht zu einer Perforation gekommen ist. Gerade bei Kindern bedeuten Hautschäden das Zurückbleiben lebenslang sichtbarer, in Relation großen Narben; weiterhin erkennbar ist die Keloidbildung im Narbenbereich, die individuell bei älteren Patienten mehr oder weniger stark ausgeprägt sein kann. Kinder neigen sehr häufig zu Keloiden, weswegen sparsame Inzisionen und das Vermeiden jeglicher Spannung im Nahtbereich bei diesen Patienten noch bedeutsamer sind.

1.1.2 Vorerkrankungen

Selten ist die Seitenwahl durch die Erkrankung bzw. Vorerkrankung des Patienten eingeschränkt. Vor allem bei Patienten auf der Intensivstation oder nach längerem Intensivaufenthalt ist es teilweise schwierig, den Zugangsweg festzulegen; liegt beispielsweise im Bereich der rechten V. jugularis ein Zugang (z. B. ZVK, Shaldon- oder

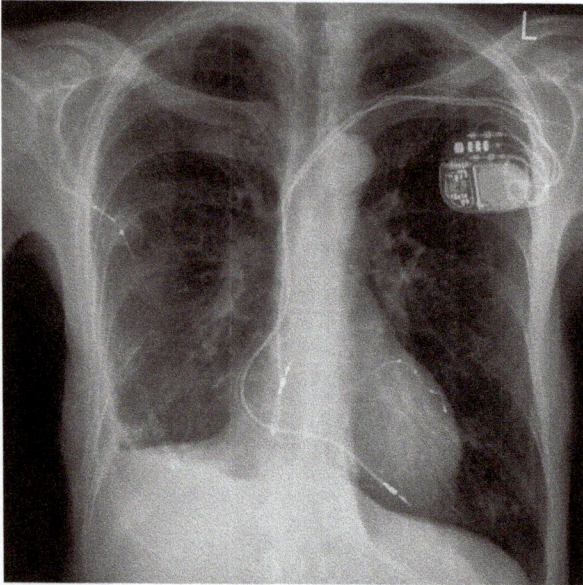

Abb. 1.11: Zustand nach Port-Implantation, was die Seitenwahl für die Implantation des CRT-P-Systems einschränkt und eine potenzielle Infektionsquelle darstellt.

Demerskatheter), ist eine subkutane Kontamination durch Hautkeime wahrscheinlich, weswegen in der Regel die kontralaterale Seite für die Implantation eines permanenten Schrittmacher- oder ICD-Systems verwendet wird.

Relativ häufig befindet sich bereits ein Port-System an einer Seite, so dass für die Implantation eines transvenös implantierten kardialen Gerätes nur die kontralaterale Seite bleibt (Abb. 1.11). Aufgrund der Nähe des Portsystems zur Haut und der repetitiven potenziellen Keimverschleppung bei der transkutanen Nadelinsertion handelt es sich, wie auch bei einem transkutan einliegenden Demerskatheter, selbst ohne Vorliegen einer manifesten Infektion um potenziell infiziertes Gewebe, was gegen die Implantation eines kardialen elektronischen Gerätes in ipsilateraler Position spricht. Oft werden Port-Systeme bei fehlendem Fortbestand der Indikation „vorsichtshalber" belassen. Sie stellen jedoch auch eine Quelle für die Besiedlung des kardialen Rhythmusimplantates dar und sollten daher, falls nicht mehr benötigt, entfernt werden.

1.1.3 Hautverhältnisse

Eine intakte und vollständig rasierte Haut im Bereich der geplanten Implantationsstelle, ggf. auch kontralateral erscheint selbstverständlich, ist in der Praxis aber durchaus nicht immer gegeben.

Der Bereich infraklavikulär stellt sowohl eine Prädilektionsstelle für Elektrodenkleber als auch einen häufigen Zugangsweg für zentrale Venenkatheter, Shaldon-

oder sonstige großlumige Venenzugänge dar. Jegliche Behandlung der Haut, beispielsweise mit Kleber-lösendem Waschbenzin oder Reibung, aber auch eine Rasur unmittelbar vor Implantation, bedeutet die Gefahr einer Verletzung der Cutis und damit eine potenzielle Eintrittspforte für Hautkeime. In Abb. 1.12 ist der Status der Haut nach Entfernung eines Elektrodenklebers unter robuster Anwendung einer waschbenzingetränkten Kompresse dargestellt, die eine Schnittführung in diesem Bereich zumindest erschwert.

Effloreszenzen im Sinne von Pusteln und Papeln betreffen zwar selten primär das Wundgebiet, erfordern aber ggf. eine alternative Schnittführung (Abb. 1.13). Auch bei Patienten mit Verbrennungen der Haut oder ausgedehnter thorakaler Bestrahlung ist eine Implantation axillär, subxiphoidal oder durch eine Minithorakotomie epikardial, ggf. auch eine sondenlose Schrittmacherindikation, zu prüfen.

Offene Stellen nach Entfernen von Kathetern oder Drainagen sind ebenfalls nicht als aseptischer Bereich zu werten, der bei Implantation von Herzschrittmachern und ICDs erforderlich ist.

Eine Pflasterallergie kann postoperativ wie eine Wundinfektion imponieren. Selbst hypoallergene Wundbedeckungen sind keine Garantie, dass vor allem im Bereich der Klebestreifen Rötungen entstehen, die von lokalen Infektionen teilweise schwer abzugrenzen sind (Abb. 1.14).

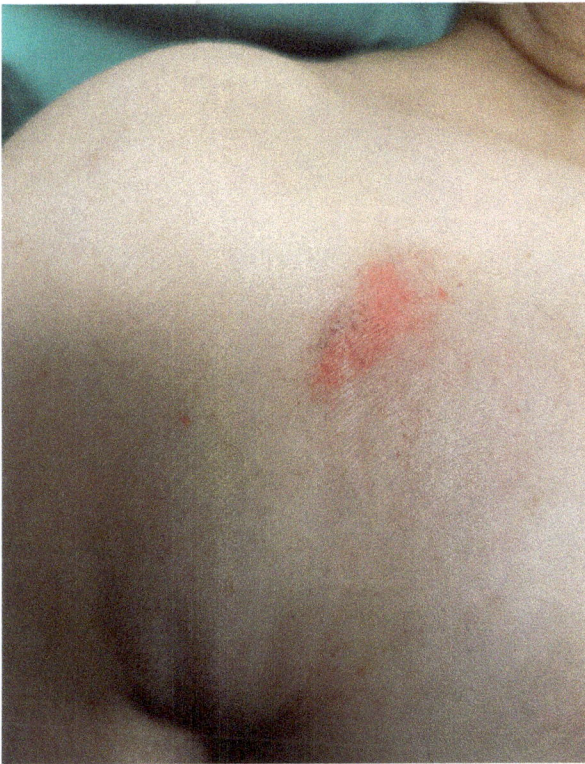

Abb. 1.12: Gut gemeinte, aber kontraproduktive präoperative Vorbereitung des Wundgebietes durch massives Reiben zur Entfernung einer EKG-Klebeelektrode.

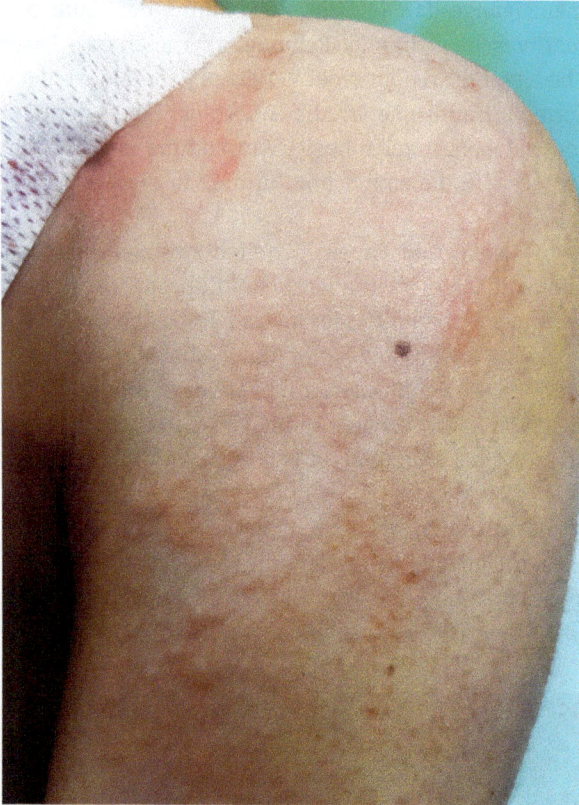

Abb. 1.13: Papulöse Hautveränderung, im Bereich des Verbandes auch offene, nässende Hautanteile im Rahmen einer ausgeprägt allergischen Reaktion.

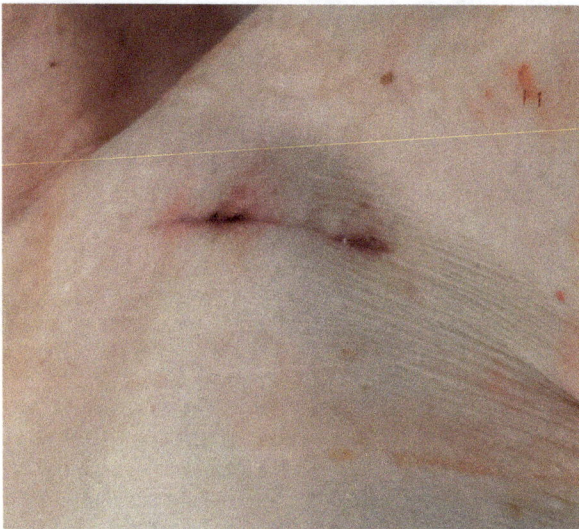

Abb. 1.14: Zirkulär um den Wundbereich geklebtes Pflaster, das auch 10 Minuten nach Abziehen eine deutliche Rotfärbung der Haut hinterlässt.

1.2 Schnittführung

Dass viele Wege nach Rom führen, wird bei Revisionseingriffen bzw. Aggregatwechseln oftmals eindrucksvoll bewiesen.

1.2.1 Unterschiedliche Vorgehensweisen

Günstig ist bei pektoralem Zugang eine Schnittführung entlang der Hautspaltenlinien mit der Mohrenheim'schen Grube im lateralen Ende der Inzision. Bei deutlich medialer Inzision (Abb. 1.15) ist es praktisch unmöglich, die V. cephalica zu präparieren; die Elektrodeninsertion ist dann allenfalls durch eine sehr steile Punktion möglich, die eine hohes Risiko für ein Subclavian-Crush-Syndrom bedeutet (s. Kap. 2.2.1).

Abgesehen davon kann eine weit kaudale Gerätelage bei ICDs unabhängig von einer zweiten Metallwendel im Bereich der Vena cava superior bzw. im Bereich des rechten Vorhofes zu einer ineffektiven Schockabgabe beitragen; der in Abb. 1.15 gezeigte Patient wurde wegen ineffektiver Schockabgabe im Rahmen einer anhaltenden VT vorgestellt.

Eine weit laterale Schnittführung kann zu Problemen im Sinne von Narbenkontrakturen mit eingeschränkter Armbeweglichkeit sowie einer Lateralverschiebung des Aggregates führen (Abb. 1.16).

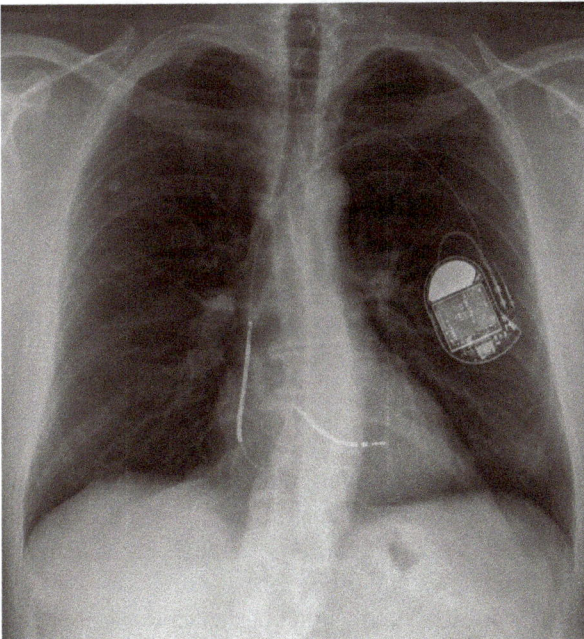

Abb. 1.15: Deutliche Knickbildung der Elektrode im Bereich der Punktionsstelle zur V. subclavia, die bei genauer Betrachtung bereits zu einer teilweisen Zerstörung der äußeren Elektrodenisolation geführt hat.

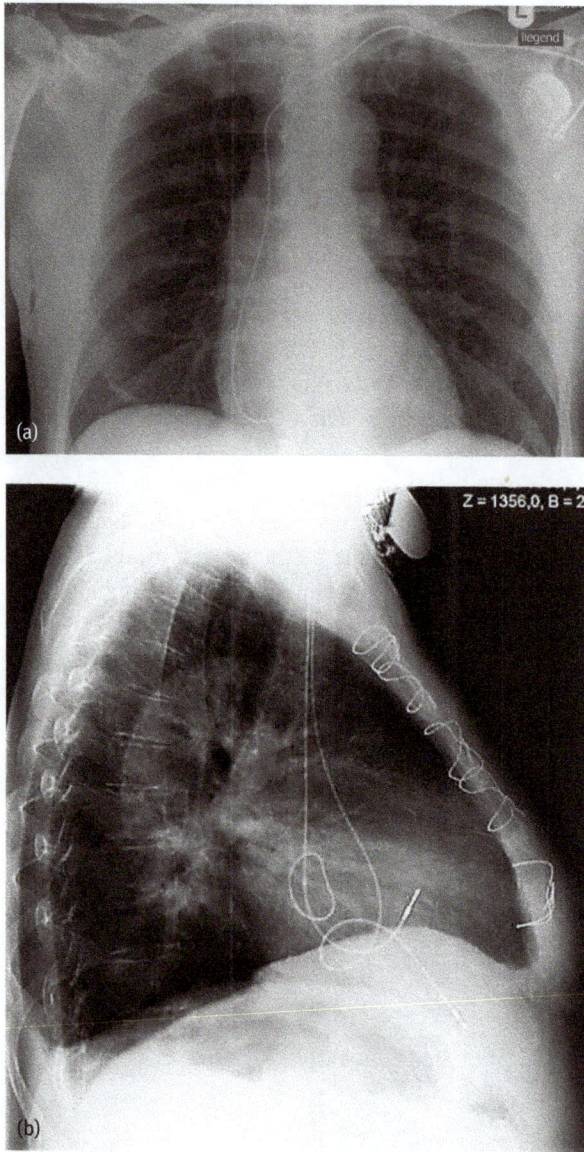

Abb. 1.16: a) Weit laterale Aggregatlage, die die Armbeweglichkeit erheblich einschränkt; b) im Seitbild ist gut erkennbar, dass sich das Aggregat bei Armluxation „aufstellt".

Da kein einheitlicher „Standard" existiert, werden in der Regel die im Rahmen der Ausbildung erlernten Schnittführungen übernommen. Häufig liegen die Inzisionen entlang der Mohrenheim'schen Grube (Abb. 1.6), parallel zur Klavikula (Abb. 1.1a) oder in schrägen Schnitten präpektoral (Abb. 1.1b).

Nach chirurgischen Grundsätzen ist die Wundheilung bezüglich Narbenbildung und Komplikationen wie Dehiszenzen am günstigsten, wenn die Schnittführung im

Bereich der Hautspaltenlinien liegt. Im Thoraxbereich bedeutet dies eine Schnittführung, die in etwa parallel zu einer Linie zwischen dem Unterrand der Klavikula und dem Humeruskopf verläuft (Abb. 1.17); lediglich eine feine weiße Linie kennzeichnet die Narbe.

Um nicht zu riskieren, dass das Aggregat nach Taschenbildung bei Elevation der Arme in den Bereich der Klavikula luxiert und bei Bewegung Beschwerden verursacht (Abb. 1.18), ist ein Mindestabstand des Schnittes von der Klavikula von mindestens zwei Querfingern kaudal der Klavikula sowie die V. cephalica als laterale Begrenzung eine gangbare Methode, um die genannten Probleme zu vermeiden.

Eine zweite Inzision zur Vermeidung von Dislokationen und störender klavikulanaher Gerätelage wird selbst im Rahmen der Erstimplantation von einigen Operateuren bevorzugt (Abb. 1.19); allerdings erhöht jeder Schnitt das Risiko einer Infektion bzw. Wundheilungsstörung und ist auch unter kosmetischen Aspekten der Einschnitt-Technik unterlegen. Bei adäquater Schnittführung und Taschenpräparation

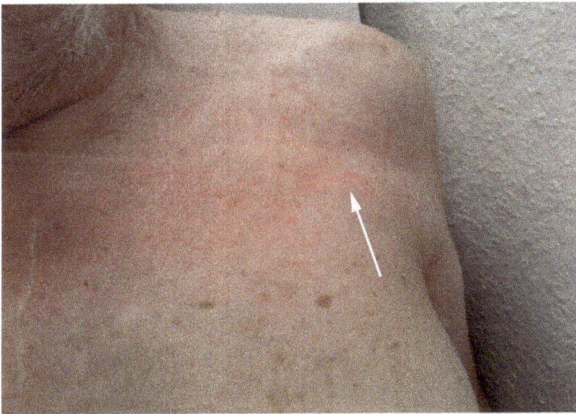

Abb. 1.17: Blande, kaum zu erkennende nach medial geführte Schrittmachernarbe. Der Pfeil zeigt zum lateralen Wundpol.

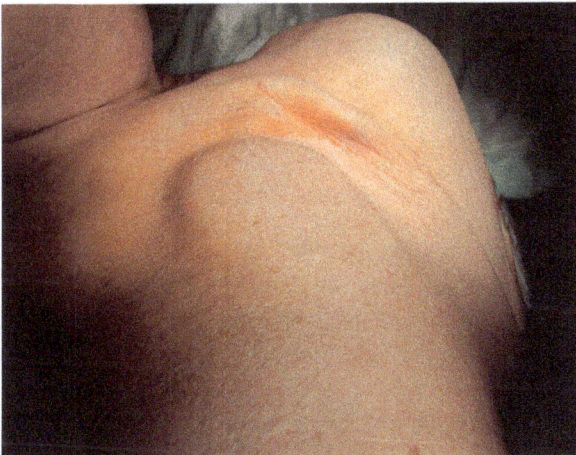

Abb. 1.18: Sehr feine, an der Kaudalseite der protrudierenden Elektrode gelegene Narbe, die wie die Elektrode über die Klavikula reicht und unmittelbar subkutan implantiertes Aggregat mit drohender Elektroden- und Geräteperforation.

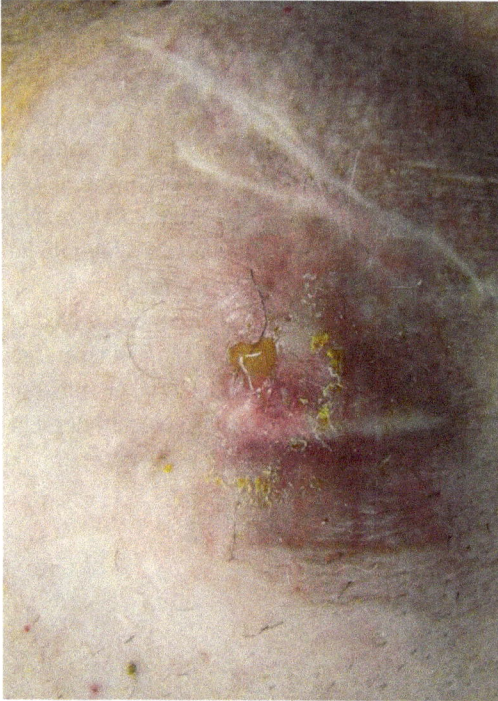

Abb. 1.19: Mehrere Schnittführungen nach Schrittmacherimplantation, die weder kosmetisch noch seitens einer Infektionsprophylaxe Vorteile bieten; putride Hautarrosion nach dem letzten Aggregatwechsel einige Wochen zuvor.

kann das Gerät durchaus weiter mediokaudal als der Schnitt zu liegen kommen, jedoch sollte auch ein Aggregatwechsel bei kaudaler Gerätelage nur im Ausnahmefall ein Grund für eine weitere Inzision sein, da bei möglicherweise notwendiger Elektrodenrevision auch im Rahmen eines Aggregatwechsels dann kein adäquater Zugang zum Venensystem möglich ist. Insofern bietet ein zweiter Schnitt in der Regel keinen nachvollziehbaren Vorteil. Gelegentlich wird ein rascheres Auffinden des Aggregates und damit schnellerer Eingriff als Grund genannt, jedoch ist die ventrale und nicht kraniale Eröffnung der Aggregattasche Prädilationsstelle für Aggregatdislokationen und verbleibende Spannung nach Reinsertion eines Aggregates.

1.2.2 Schnittlänge

Spätestens beim Aggregatwechsel fällt auf, dass die Schnittlänge oftmals eher großzügig gehandhabt wird (Abb. 1.20). Das Argument, bei einer Blutung gezielter vorgehen zu können, ist bei schrittweiser, vorsichtiger Präparation wenig stichhaltig. Bei bekannter Anatomie lässt sich anhand der palpablen Strukturen (Klavikula, Humeruskopf, Bereich zwischen M. deltoideus und M. pectoralis major) so gut wie bei jedem Patienten die ideale, sparsame Schnittführung bestimmen. Ein größerer

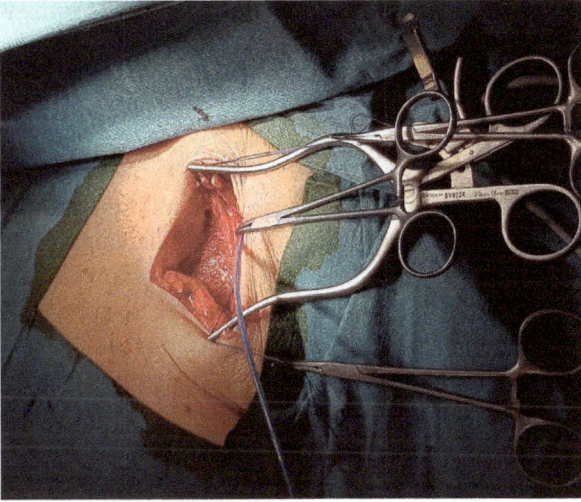

Abb. 1.20: Die Schnittgröße lässt gewisse Rückschlüsse auf die Sicherheit eines Operateurs zu, den richtigen Bereich für die Venenpräparation bzw. Venenpunktion per Inzision erreicht zu haben.

Schnitt bedeutet neben der unschöneren Kosmetik eine größere Wundfläche, durch die notwendige entsprechend ausgedehnte Wundversorgung ein Verbleib von deutlich mehr Fadenmaterial und eine verlängerte Operationsdauer.

Die Schnittlänge orientiert sich üblicherweise an der Geräteform und dem geringsten Durchmesser des Aggregates mitsamt Konnektorblock. Die typische Schrittmacherform mit einer ovalären Struktur unterhalb des Konnektorblockes kann durch eine Drehbewegung bei der Implantation in die subfaszial oder submuskulär präparierte Tasche hineingedreht werden. Insofern reicht eine Schnittlänge entsprechend Abb. 1.17 für die überwiegende Zahl der Herzschrittmacherimplantationen aus.

1.2.3 Schnittführung bei Aggregatwechsel bzw. Revisionseingriffen

Es ist nur selten notwendig, die alten Narben komplett auszuschneiden bzw. „alternative" Schnittführungen zu wählen, wenn der ursprüngliche Schnitt nicht dem eigenen Vorgehen entspricht. Bei größeren Keloiden ist der kosmetische Gewinn einer Narbenverkleinerung dem potenziellen Risiko einer erhöhten Narbenspannung mit konsekutiver erneuter Keloidbildung gegenüberzustellen, vor allem bei Kindern und Jugendlichen. Hier sind Kompromisse ein gangbarer Weg, sofern es die Hautverhältnisse zulassen und genügend Unterhautfettgewebe für eine Weichteildeckung vorhanden ist.

Bei multiplen Schnitten kann bei einem geplanten ausschließlichen Aggregatwechsel der dem Aggregat nächste Schnitt gewählt werden. Allerdings ist die potenzielle Notwendigkeit einer Sondenneuanlage bei jedem Aggregatwechsel zu bedenken. Zudem schützt eine weitere, neue Schnittführung außerhalb der bereits vorhandenen Narbe nicht vor Infektionen (Abb. 1.19).

1.3 Lokalanästhesie

Die weit überwiegende Anästhesieform bei Herzschrittmacher- und ICD-Eingriffen ist heute die örtliche Betäubung ohne Allgemein- oder i.v.-Anästhesie. Allerdings ist die Verwendung von Lokalanästhetika auch bei Eingriffen unter Intubationsnarkose, Larynxmaske und i.v.-Kurzanästhesie durchaus sinnvoll. Nicht nur das postoperative Schmerzempfinden, sondern der Bedarf analgetisch wirksamer Substanzen im Rahmen der Narkose sowie im postoperativen Verlauf ist bei Verwendung einer Lokalanästhesie erheblich geringer.

1.3.1 Wahl des Lokalanästhetikums

Für die Lokalanästhesie steht eine Vielzahl von Substanzen mit ähnlicher Wirkweise, jedoch erheblichen Unterschieden bezüglich Wirkeintritt- und -dauer sowie Wirkstoff-Konzentration zur Verfügung. Da es sich bei Herzschrittmachereingriffen um ein im Vergleich zu gezielten Nervenblockaden größeres Wundgebiet handelt, eigenen sich besonders etwas niedriger konzentrierte Substanzen mit höherem Volumen, da ein flächiger Einsatz vor allem im Bereich der Präparationsstelle der V. cephalica sowie der Gerätetasche erforderlich ist. Die Muskeltoxizität der jeweiligen Substanz ist bei der Auswahl des Lokalanästhetikums beachtenswert [1].

1.3.2 Mögliche Folgen

Gerade der flächige Einsatz kann dazu führen, dass allergische Reaktionen als Frühinfektion missdeutet werden. Abb. 1.21a zeigt den Befund eines 86-jährigen Patienten 4 Tage postoperativ. Dieser Befund veränderte sich über Wochen nur wenig (Abb. 1.21b), bevor er dann zunehmend verblasste. Laborchemisch und klinisch bestand kein Anhalt für eine Infektion, weswegen trotz der deutlichen Rötung zugewartet wurde. Ähnliche Bilder ergeben sich bei milder Allergie gegen lokal applizierte Desinfektionsmittel, Antibiotika und Hämostyptika. Differenzialdiagnostisch ist es bedeutsam, dass der Patient beschwerdefrei ist, sowohl klinisch als auch laborchemisch eine Infektion ausgeschlossen ist und regelmäßige, engmaschige Kontrollen des Befundes erfolgen.

Ob bei dem unter Abb. 1.21 gezeigten Patienten tatsächlich das Lokalanästhetikum Ursache für die Hautrötung war, ist abschließend nur durch Ausschluss weiterer Noxen möglich. Allergien auf Kunststoffanteile von Aggregat und Elektroden

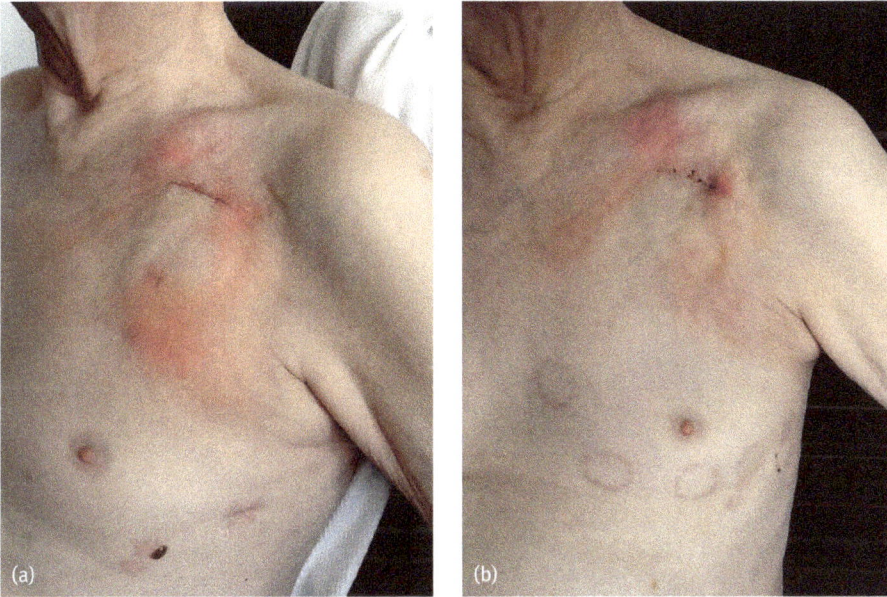

Abb. 1.21: a) Patient 4 Tage nach Herzschrittmacherimplantation. Deutliche Rötung des kranialen Wundanteils sowie des kaudalen Taschenanteils; b) gleicher Patient mit auch nach 4 Wochen persistierender Rötung der Wunde sowie benachbarter Hautareale.

oder auf Titan (Gehäuse) sind ausgesprochen selten und führen eher zu einer lokalen Schwellung, repetitiven Flüssigkeitsansammlung, die früher oder später in eine Infektion mündet. Dies und der klinische Verlauf des Patienten mit langfristig abnehmender Rötung sprechen gegen eine Allergie gegen das implantierte Material. Kritisch anzumerken ist auch der in Abb. 1.21 gut sichtbare Befund einer Bülau-Drainagennarbe, über die prinzipiell eine Sekundärinfektion der frisch präparierten Herzschrittmacher-Loge möglich ist.

2 Zugangswege

Auch im Zeitalter sondenloser Schrittmacher ist aktuell die seit den frühen 80er Jahren praktizierte Implantation transvenöser Elektroden über die links- oder rechtsseitige V. cephalica bzw. V. subclavia der Standardzugang.

2.1 Verwendung der V. cephalica

Nach Angaben des Deutschen Herzschrittmacherregisters beträgt der Anteil der Verwendung der V. cephalica aktuell ca. 40 % [2]. Vor ca. 20 Jahren betrug der Anteil ca. 50 % und sank kontinuierlich bis auf 25 % im Jahr 2013. Mit der Analyse explantierter Elektroden im Rahmen „auffälliger" bzw. mit einer hohen Ausfallrate behafteter Elektrodentypen, aber auch bei der Analyse explantierter Elektroden fiel auf, dass die Ausfallrate bzw. eine frühzeitige Dysfunktion wesentlich häufiger nach Punktion der V. subclavia im Vergleich zur Insertion via V. cephalica auftritt [3–5]. Daher ist die Verwendung der V. cephalica (Abb. 2.1) als Qualitätskriterium der bundesweiten Qualitätssicherung durchaus verständlich:

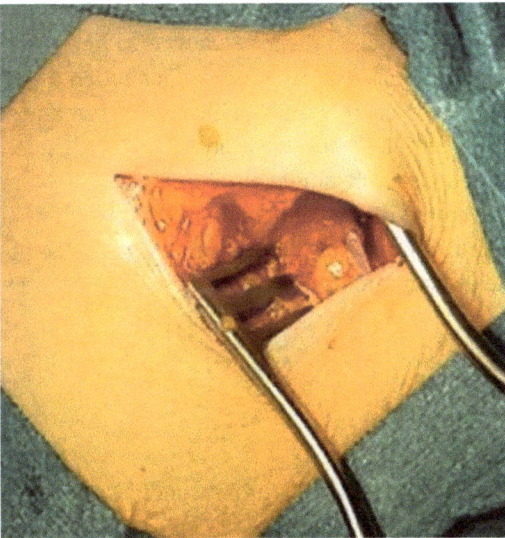

Abb. 2.1: Die V. cephalica ist weit überwiegend durch eine wenig invasive, oberflächliche Präparation darstellbar.

https://doi.org/10.1515/9783110654257-002

a) erheblich geringeres Risiko eines Pneumothorax/Hämatothorax
b) kein Risiko einer Fehlpunktion beispielsweise der A. subclavia
c) längere Haltbarkeit der Elektrode(n)
d) bessere Offenheitsrate der V. subclavia
e) weniger Probleme bei der Notwendigkeit der Neuimplantation weiterer Elektroden
f) Vermeidung eines Subclavian-Crush-Phänomens
g) vereinfachtes Vorgehen bei notwendiger Sondenextraktion

Weiterhin ist die Verwendung der V. cephalica bei entsprechender Applikation von Lokalanästhetika weniger schmerzhaft.

Das hauptsächlich aufgeführte Gegenargument zu der Verwendung der V. cephalica ist die „schnellere" Punktion, die allerdings gelegentlich auch z. B. bei anatomischen Besonderheiten, unruhigen Patienten oder einer Komplikation weniger „schnell" sein kann.

2.1.1 Kleines Venenlumen

Oftmals besteht ein Vorbehalt, bei geringem Venenlumen oder Implantation von zwei oder mehr Elektroden sämtliche Elektroden über die V. cephalica zu implantieren. In der Tat kann es bei kleinerem Venenlumen schwierig sein, Elektroden direkt über die Vene zu inserieren. Selbst wenn das Venenlumen den Elektrodendurchmesser unterschreitet, kann durch das Vorlegen einer den Elektroden entsprechenden Zahl von Seldinger-Drähten mit Schleusen eine vollständig auf Punktion verzichtende Platzierung der Elektroden erreicht werden; dies entspricht dem 1987 publizierten Vorgehen nach Ong und Barold [6]. Wird während der Platzierung die Schleuse belassen, ist die erhöhte Friktion der Elektroden praktisch ausgeschlossen und die jeweilige Elektrode frei verschiebbar.

2.1.2 Schwierige Sondenkorrektur bei mehr als einer Elektrode

Sofern nach Entfernen der Schleuse eine Elektrodenkorrektur notwendig ist, hilft die Stabilisation der weiteren Elektroden durch kurzstreckig (ca. 20 cm) inserierte Stylets, die Elektroden gegeneinander zu verschieben. Die Gefahr einer Dislokation der benachbarten Elektroden wird gelegentlich als Grund benannt, bei mehr als einer Elektrode die weiteren Elektroden durch Punktion der V. subclavia zu inserieren. Dies gilt insbesondere für Elektroden mit hohem Silikonanteil, wobei im Rahmen einer Neuimplantation selbst bei reinen Silikonelektroden durch Stabilisation der bereits implantierten Elektroden ein Verschieben gegeneinander nur wenig problematisch ist. Mit den genannten Verfahren gelingt es weit überwiegend, selbst bei drei Elektroden auf eine Punktion zu verzichten.

2.1.3 Ungünstiger Einmündungswinkel in die V. subclavia

Die beinahe rechtwinklige Einmündung der V. cephalica in die V. subclavia ist weit überwiegend vor allem bei leichtem Zug der Vene mit einer oder mehreren Elektroden gut zu überwinden. Gelegentlich ist der Einmündungswinkel ungünstig und die Elektrodenspitze orientiert sich primär in Richtung der medialen Thoraxwandvene oder der V. brachialis. Dies ist vor allem bei relativ jungen oder sehr betagten Patienten zu beobachten. In diesen Fällen ist die Verwendung hochflexibler Drähte (z. B. Terumo®) hilfreich, die auch stark geschlängelte Gefäßverläufe oder Stenosen überwinden. Über diesen Draht kann eine Schleuse vorgebracht werden. Sind mehrere Elektroden zu platzieren, erfolgt zunächst die Insertion von Seldinger-Drähten entsprechend der Elektrodenzahl; die intakte Schleuse kann zurückgezogen und für das Platzieren einer Elektrode genutzt werden.

2.1.4 Zustand nach primärer Punktion – Verwendung der V. cephalica bei Revisionen

Da die primäre Punktion durchaus mit einer erhöhten Zahl revisionspflichtiger Sondenprobleme einhergeht, bleibt der Weg, die Neuimplantation einer Elektrode über die V. cephalica durchzuführen, oftmals bestehen. Dies gilt einerseits für eine Systemumstellung mit Insertion der fehlenden Elektroden beispielsweise bei Aufrüstung eines Zweikammer- auf ein CRT-D-System (Abb. 2.2). In Abb. 2.2 ist der steile Winkel, den die Elektrode in die V. subclavia relativ kurzstreckig vor der Einmündung in die V. cava superior beschreibt, gut erkennbar. Dieses Erkennungsmerkmal lässt auch ohne Vorliegen eines Operationsbefundes der Implantation auf eine Sondeninsertion über Punktion der V. subclavia schließen.

Andererseits eignet sich eine intakte V. cephalica auch für den schlichten Elektrodenwechsel im Sinne einer zusätzlichen Neuimplantation wegen einer defekten, über Punktion implantierten Elektrode bei einem 84-jährigen Patienten (Abb. 2.3). In dieser Abbildung ist die Punktion der V. subclavia deutlich weiter lateral verglichen mit Abb. 2.2, weswegen zu Beginn der Operation nicht eindeutig fest stand, dass die V. cephalica als möglicher Zugangsweg genutzt werden kann. Gelegentlich wird sie präpariert, bei fehlender Durchgängigkeit ligiert und steht dann für spätere Versuche einer Sondeninsertion nicht mehr zur Verfügung.

Sofern bei einer Revision eine Sonden-Neuanlage notwendig ist und die primäre (n) Elektrode(n) per Punktion gelegt wurden, kann somit in vielen Fällen die native V. cephalica als komplikationsarmer Zugangsweg genutzt werden.

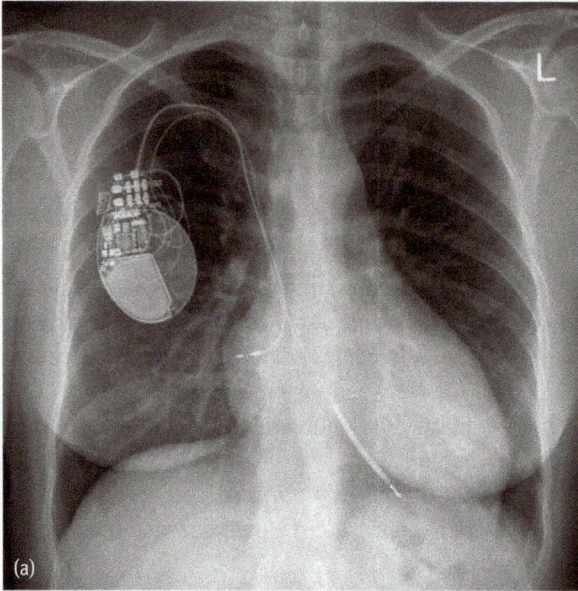

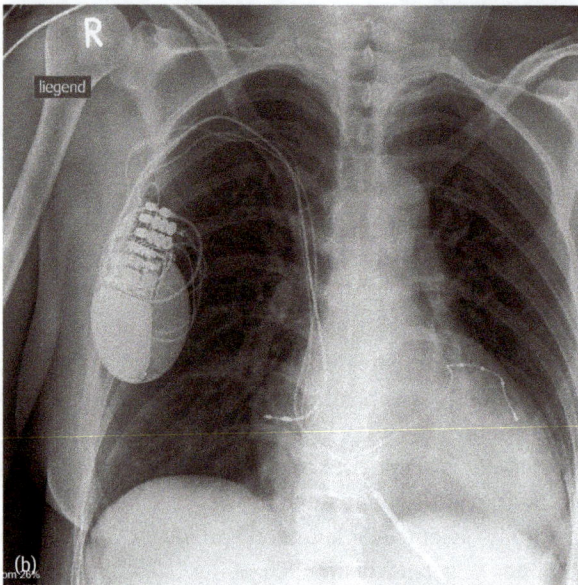

Abb. 2.2: a) p.a.-Aufnahme vor der Aufrüstung eines Zweikammer- auf ein Dreikammer-ICD-System; b) Insertion der zusätzlichen linksventrikulären Elektrode über die intakte V. cephalica.

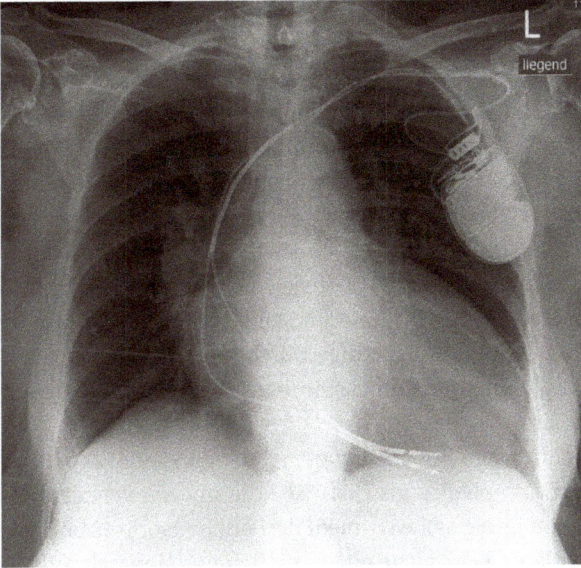

Abb. 2.3: Implantation einer zusätzlichen RV-Elektrode über die erhaltene V. cephalica.

2.2 Verwendung der V. subclavia

Die V. subclavia befindet sich weit überwiegend knapp dorsal der Klavikula auf einer Line zwischen o. g. Inzision und dem Jugulum. Bei betagteren Patienten ist sie sehr häufig etwas weiter kaudal anzutreffen.

Für die Punktion ist die Verwendung einer 10-ml-Spritze empfehlenswert, die in der Regel den Schleusen beigepackt ist. Der Widerstand des Kolbens einer 20-ml-Spritze ist erheblich größer und der Kolbenwiderstand entsprechend höher, weswegen vor allem bei kleinerem Restlumen der Vene die Verwendung der 10-ml-Spritze vorteilhaft ist. Die Spritze kann mit oder ohne Flüssigkeit unter leichter Aspiration in das Gewebe inseriert werden. Bei Verwenden einer mit ca. 2 ml flüssigkeitsgefüllten Spritze kann die Aspiration von Luft auf eine Fehlpunktion mit Ausbildung eines Pneumothorax (s. Kap. 2.2.2) bereits frühzeitig hinweisen. Der Begriff „Flüssigkeit" wurde einer Kochsalz- oder ähnlichen Lösung vorgezogen, da sich in der Praxis auch die Verwendung von purem oder verdünntem Lokalanästhetikum anbietet. Damit ist es möglich, in kleinen Schritten jeweils ein Milliliter Lokalanästhetikum zu applizieren und damit Schmerzen oder Missempfindungen selbst bei mehrfacher Verwendung von Schleusen über den gleichen Zugang vorzubeugen.

2.2.1 Subclavian-Crush-Phänomen

Das Subclavian-Crush-Syndrom beschreibt das Aufreiben der Elektrode(n) zwischen der ersten Rippe und der Klavikula (Abb. 2.4). Es kommt vor allem dann zustande, wenn die Punktion der V. subclavia durch das Ligamentum costoclaviculare verläuft [7], das später fibrosiert und damit bei Bewegung des Schultergürtels zu einem erheblichen erhöhten Druck auf die Elektrodenoberfläche führt. Dieses „Aufreiben" kann eine vollständige Durchtrennung der Elektrode(n) bewirken. Da sich Funktionseinschränkungen bei bipolarer Geräteeinstellung überwiegend weit vor dem Durchtrennen des Innenleiters durch entsprechende klinische Symptomatik zeigen, ist der in Abb. 2.4 gezeigte Befund relativ oft, die vollständige Durchtrennung dagegen eher selten zu beobachten. Allerdings können Funktionsstörungen auch bei radiologisch unauffälliger Darstellung beginnen.

Trotz dieser weithin bekannten punktionsbedingten Probleme und dem Umstand, dass die Verwendung der V. cephalica als Qualitätskriterium verwendet wird, finden sich auch aktuell sehr häufig primär weit mediale Punktionsorte (Abb. 2.5). Diese sehr steilen Elektrodenverläufe sind nicht nur bezüglich der eingeschränkten Elektrodenhaltbarkeit, sondern auch der möglichen Schwierigkeiten bei einer späteren Extraktion kritisch zu betrachten.

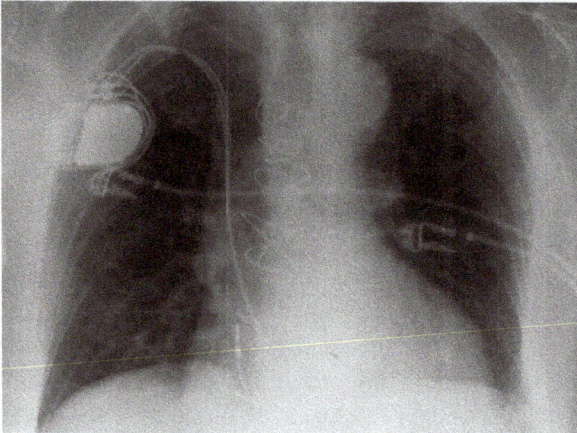

Abb. 2.4: Von weitem sichtbare „Lücke" beider Elektroden im Überkreuzungsbereich der Klavikula und der ersten Rippe durch Aufrieb der Elektrodenummantelung.

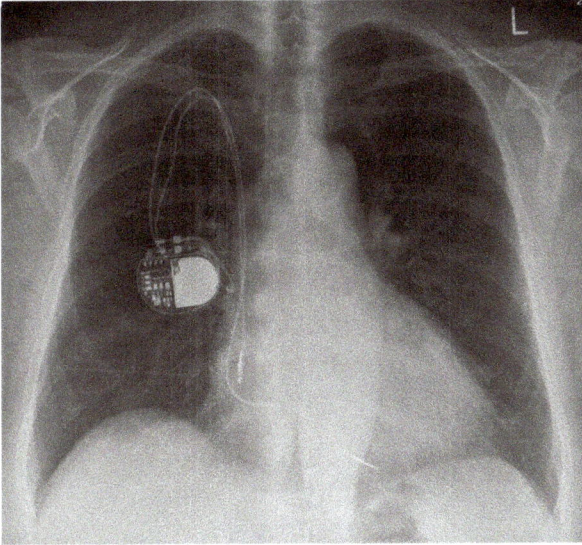

Abb. 2.5: Weit mediale Punktion mit sehr steil verlaufenden Elektroden-Schleifen, die eine erhöhte mechanische Belastung bedeuten.

2.2.2 Pneumothorax

Jede Punktion birgt gegenüber der Verwendung der V. cephalica ein erheblich erhöhtes Risiko eines Pneumothorax. Nicht jeder Pneumothorax ist interventionspflichtig; jedoch kann es durchaus zur Ausbildung eines Spannungspneumothorax mit hämodynamisch wirksamer Mediastinalverlagerung kommen (Abb. 2.6).

Therapie der Wahl ist die Insertion einer Bülau-Drainage, die je nach Ausmaß und Befund für 2–3 Tage belassen wird. Bei kleineren Luftlamellen und klinisch unauffälligem Patienten muss nicht zwingend bei jedem Patienten eine Drainagenanlage durchgeführt werden; Röntgen-Verlaufskontrollen sind allerdings bis zur vollständigen Restitutio erforderlich.

Wenn nach therapiertem Spannungspneumothorax die Elektrode in einer auffälligen rechtsatrialen Schleife verläuft, spricht dies für den Beginn des Pneumothorax bereits vor der Elektrodenplatzierung; ansonsten würde sich die Elektrode bei Rekonfiguration des Herzens wieder strecken.

Die Ausbildung massiver, bis zum Verschluss beider Augenlider reichender Weichteilemphyseme ist zwar selten, dennoch reicht bereits eine Nadelverletzung der Lunge im Rahmen einer Schrittmacheroperation dazu aus (Abb. 2.7). Ausgedehnte Befunde erfordern viel Geduld des Patienten, da die Resorption selbst bei rascher Therapie teilweise mehrere Tage in Anspruch nimmt.

Bleibt ein Pneumothorax nach ipsilateral zum Schrittmacher gelegter Drainage bestehen, kann auch durch Seldinger-Drähte oder Elektroden eine Perforation venöser Strukturen und Pleura auf der Gegenseite einen Pneumothorax auslösen, was jedoch selten ist.

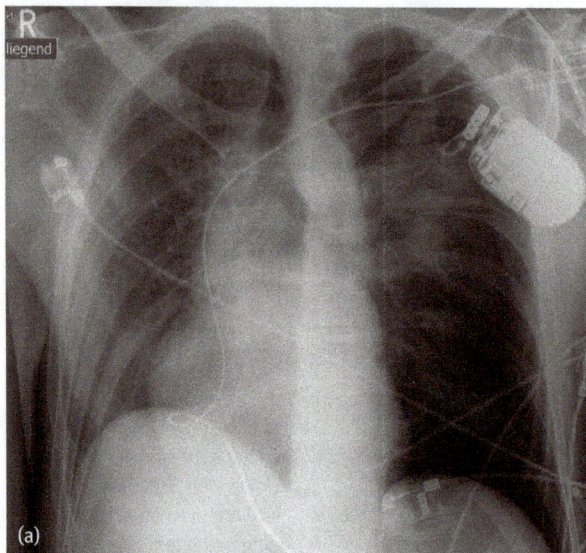

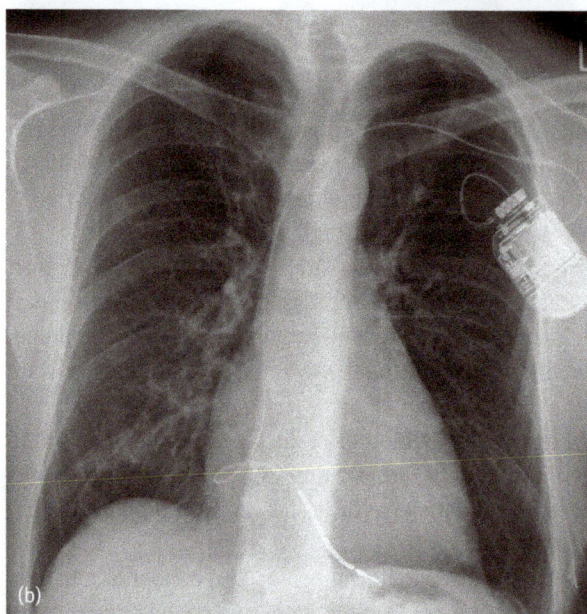

Abb. 2.6: a) Ausgeprägter Spannungspneumothorax nach Implantation eines Einkammer-ICD; b) nach Normalisierung des Befundes von 2.6 a persistiert eine ausgeprägte Schleifenbildung der rechtsventrikulären Elektrode im rechten Vorhof.

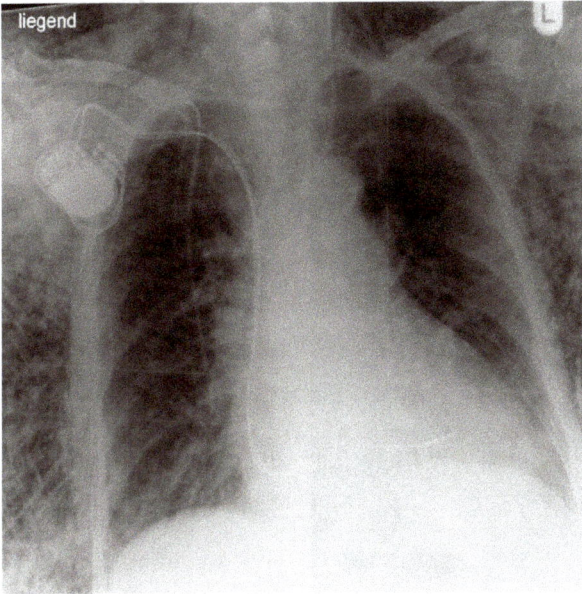

liegend

Abb. 2.7: Ausgedehntes Weichteilemphysem nach Schrittmacherimplantation.

Selten kann bei persistierendem Pneumothorax der Nachweis einer transpulmonalen Elektrodenplatzierung geführt werden (Abb. 2.8).

Bei dem vorliegenden tracheotomierten Patienten wurde über 10 Tage versucht, die Drainage ohne direktes Wiederauftreten des Pneumothorax zu entfernen, was bei jedem Versuch misslang. Genau betrachtet fällt in Abb. 2.8a unmittelbar postoperativ bereits der ungewöhnlich „gerade" Verlauf der implantierten Elektroden im Bereich zwischen Mediastinum und Gerätetasche auf.

Bei der Revision (Abb. 2.8b) erfolgte die Neuimplantation der Elektroden über die V. subclavia, da der Schnitt weit mediokaudal lag und keinen Zugang zur Mohrenheim'schen Grube erlaubte. Die Lungenverletzung erforderte eine laterale Thorakotomie mit Klebung der lazerierten Lunge. Erst danach gelang es nach 3 Tagen, die Bülaudrainage ohne erneutes Auftreten eines Pneumothorax zu entfernen.

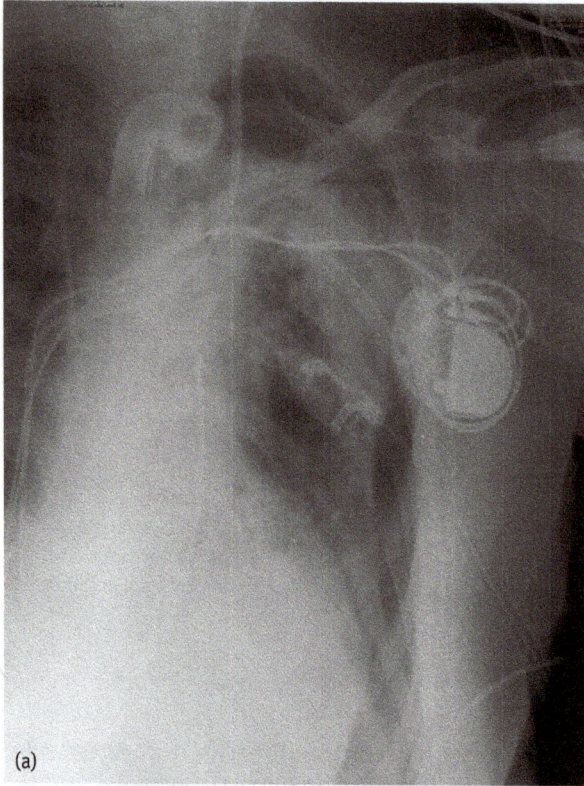

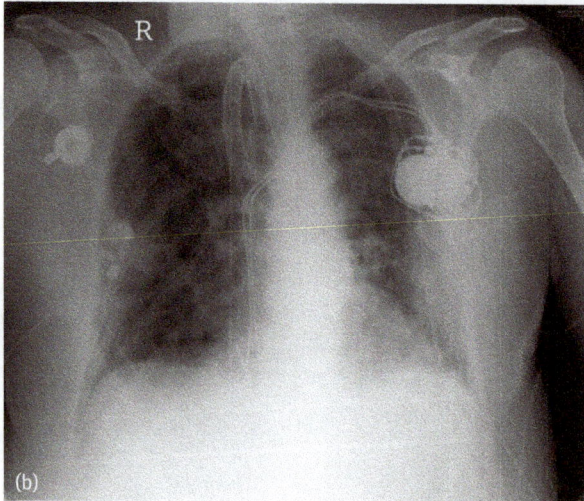

Abb. 2.8: a) Transpulmonal implantierte Schrittmacherelektrode mit persistierendem Pneumothorax; b) Systemrevision mit Neuimplantation der Elektroden via V. subclavia.

2.2.3 Sonstige Probleme

Ein 68-jähriger Patient kommt zum Aggregatwechsel. Gefragt nach Besonderheiten erinnert er sich an eine Einblutung in den Arm und eine Thrombose, die jedoch ohne Residuen im Sinne einer Armschwellung oder auffälligen Venenzeichnung abgeheilt ist. Im präoperativen Röntgenbild fällt zunächst nichts auf (Abb. 2.9a).

Das System inklusive beider Elektroden weisen auch in ihrem Verlauf keine Auffälligkeit auf. Intraoperativ lässt sich eine harte Struktur tasten, die sich bei etwas tieferer Präparation als eine verbliebene Punktionsschleuse entpuppt. Die intakte Schleuse (nicht durchgeschnitten, abgerissen etc.) kann problemlos und über die volle Länge komplett geborgen werden. Der distale Anteil des korrekt mit drei Fäden fixierten Sleeves war nur wenige Millimeter von den Schleusenflügeln entfernt. Retrospektiv kann die Schleuse im Röntgenbild als schwach kontrastierte Struktur im Verlauf einer der Elektroden entdeckt werden (Abb. 2.9b).

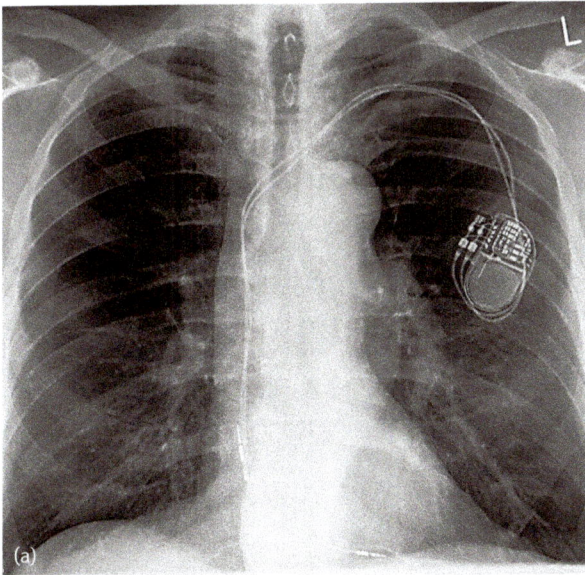

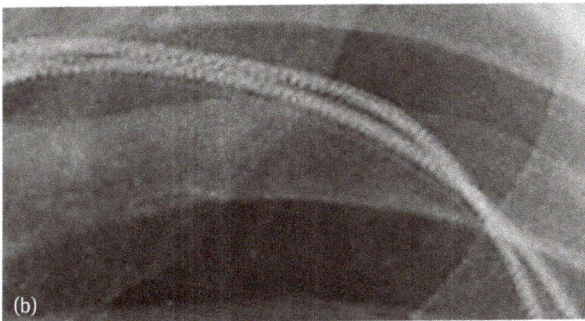

Abb. 2.9: a) Zustand nach DDDR-Schrittmacherimplantation; b) erst nach Vergrößerung und Anpassen von Helligkeit, Schärfe und Kontrast lässt sich eine flaue, schwach kontrastierte Lamelle parallel zur weiter kaudal verlaufenden Elektrode darstellen.

Da der Patient beschwerdefrei war und keine Einschränkung der Armbewegungen bestand, handelte es sich um einen Zufallsbefund, der letztlich zumindest teilweise in der Anwendung der Punktionstechnik begründet ist. Zwar können Schleusen auch bei kleiner oder schwierig passierbarer V. cephalica zum Einsatz kommen, jedoch kann vor allem der „Flügel" am Schleuseneingang im Gegensatz zu oft reichlichem und weichem Subkutangewebe nicht so weit in die Vene vorgeschoben werden, dass der Verbleib bei Konnektion des Sleeves nicht bemerkt wird.

Eine weitere, für den Patienten oft kritische Problematik bei Punktion der V. subclavia ergibt sich bei Durchstechen der V. subclavia. Gelegentlich bereits nach der Implantation, vor allem aber nach Extraktion der Elektrode kommt es zu massiven lokalen Einblutungen, möglichen Thrombembolien in die ipsilaterale Hand und dem Auftreten von AV-Fisteln, die gegebenenfalls gefäßchirurgisch versorgt bzw. mittels gecovertem Stent versorgt werden können. Vermeidbar sind derartige Befunde nur durch sorgfältiges und langsames Vorschieben der Seldinger-Nadel unter steter Aspiration. Bei arterieller Punktion fällt selbst bei Patienten mit normotonem Blutdruck bereits die spontane oder zumindest sehr leichte Kolbenbewegung auf. Das oxygenierte Blut ist in der Regel auffällig hell, ein weiteres, recht untrügliches Zeichen einer Fehlpunktion. Bei Patienten mit respiratorischer Insuffizienz und/oder ausgeprägter Hypotonie kann eine Blutgasanalyse hilfreich sein. Bei Patienten mit pulmonaler Hypertonie kann es durchaus zu sehr heftigem Reflux venösen Blutes aus der Vene und Schleuse kommen; auch hier ist im Zweifel die Blutgasanalyse eine gute Möglichkeit, um Fehlplatzierungen zu umgehen. Zwar zeigen auch der Verlauf von Elektroden und Seldinger-Drähten, ob eine Fehlpunktion vorliegt, allerdings ist das Lumen der Nadel wesentlich dünner, so dass Blutungskomplikationen nach Elektroden- oder Schleusenentfernung vermieden werden. Zudem bedeutet eine transarterielle Elektrodenlage ein erhebliches Risiko für thrombembolische Komplikationen, deren Manifestation entsprechend der Lage des Fremdmaterials bei linksventrikulärer Lage den gesamten Organismus betreffen kann.

2.3 Alternative Zugangswege

Neben den „sondenlosen" Zugangswegen, die über großlumige transfemorale Schleusen implantiert werden, gibt es weniger bekannte und selten genutzte Möglichkeiten, transvenöse Elektroden zu implantieren.

2.3.1 Verwendung der V. axillaris

Die Verwendung der V. axillaris ist relativ selten anzutreffen. Dabei bewährt sich dieser Zugangsweg gerade bei Patienten, die beispielsweise bereits beidseits pektoral Tascheninfektionen in der Anamnese aufweisen. Auch bei dem Wunsch einer freien

Beweglichkeit des Schultergürtels aus beruflichen oder sonstigen Gründen bietet dieser etwas aufwendigere Zugangsweg (Punktion der V. axillaris) eine gute Alternative (s. Abb. 1.9a,b).

2.3.2 Epikardiale Elektrodenimplantation

Die epikardiale Elektrodenplatzierung bildet den Ursprung der Herzschrittmachertherapie. Seit den 50er Jahren wurden entsprechende Elektroden entwickelt, die entweder auf das Epikard aufgenäht oder mit einer myokardialen starren Schraube und einem Platzierungswerkzeug eingeschraubt werden.

Der klassische epikardiale Zugang ist heute noch bei vielen Kollegen ausschließlich die vollständige Sternotomie, wie hier gezeigt, die simultane Implantation eines Systems im Rahmen einer Ross-Konno-Operation (Abb. 2.10).

Allerdings ist es heute durchaus möglich, selbst Zweikammer-Systeme über einen subxiphoidalen Zugang ohne Notwendigkeit einer Eröffnung des Brustbeines zu platzieren (Abb. 2.11), wie bei dieser 29-jährigen Patientin mit angeborenem AV-Block III° und Zustand nach multiplen Infektionen mit Extraktion der transvenösen Elektroden.

Für die Patienten bedeuten die epikardiale Elektrodenanlage und die subkostale Aggregatlage einen deutlichen Vorteil bezüglich jeglicher Aktivität im Schultergürtel. Nachteil ist die fehlende MRT-Tauglichkeit; die Elektroden werden aufgrund des Fehlens einer testfähigen „Standard-Konfiguration" zumindest nach derzeitigem Stand im Gegensatz zu den Standard-Schrittmacher- und ICD-Elektroden nicht nachträglich mit einem MRT-Label versehen.

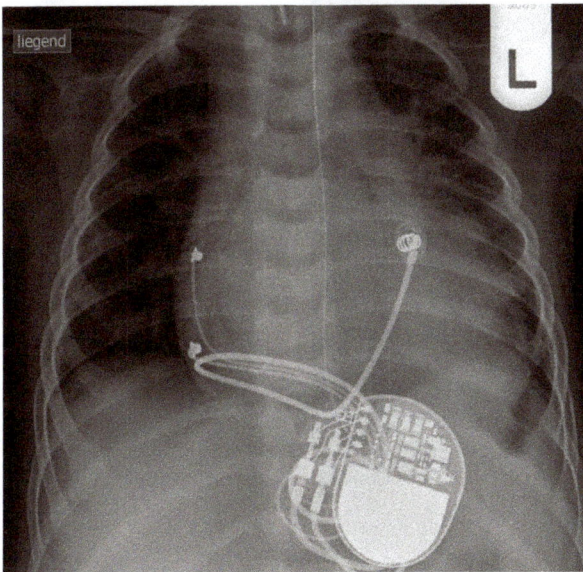

Abb. 2.10: Klassische epikardiale Elektrodenanlage nach Ross-Konno-Operation und AV-Block III° bei einem einjährigen Kind.

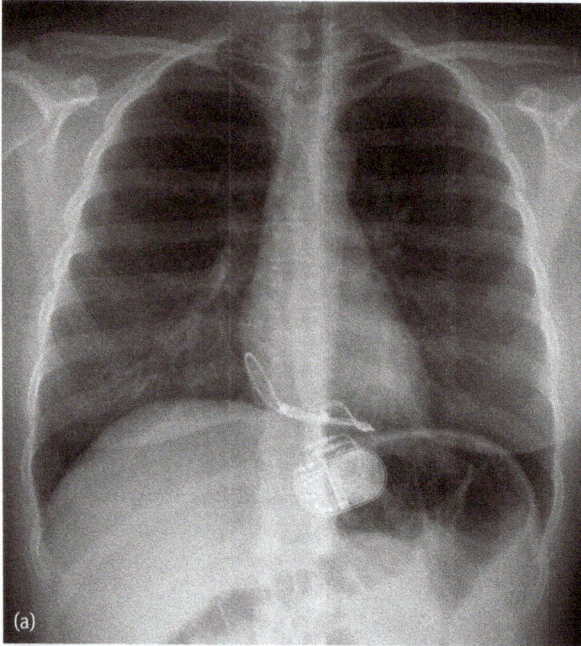

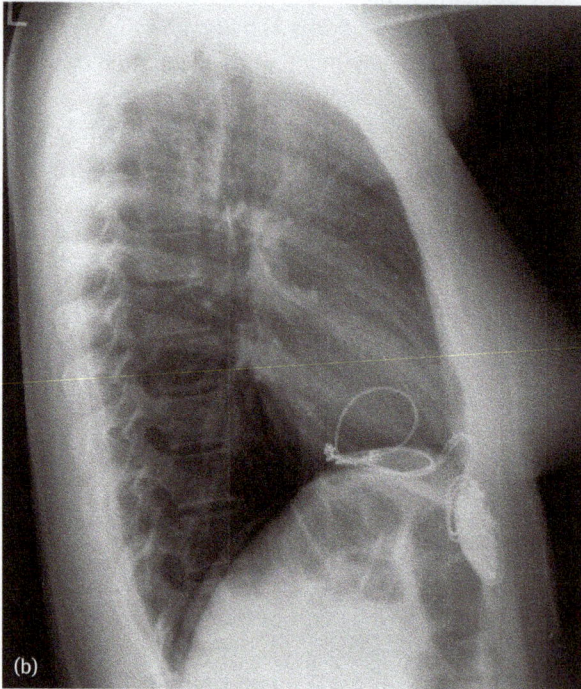

Abb. 2.11: a) p.a.-Röntgen-Thorax bei Zustand nach subxiphoidaler Implantation eines DDD-Systems; b) laterale Ansicht nach subxiphoidaler Implantation eines DDD-Schrittmachersystems mit diaphragmaler Lage der RV-Elektrode und dorsolateraler Lage der atrialen Elektrode.

Bei normaler Anatomie kann das Röntgenbild helfen, den Aufwand des Vorgehens bei einer subxiphoidalen Implantation einzuschätzen. Bei Patienten mit weit kranialer Herzlage (Zwerchfellhochstand, „kräftiges Abdomen" mit Verdrängen der Thoraxorgane, Trichterbrust etc.) und bei Patienten mit veränderten anatomischen Verhältnissen beispielsweise nach Fontan-OP, Dextrokardie etc. ist eine Bildgebung mittels MRT oder CT für die Festlegung des idealen Zugangswegs hilfreich.

Bei Einkammer-Systemen ist es auch aus hämodynamischer Sicht eine gute Möglichkeit, die ventrikuläre Elektrode epimyokardial links durch linksanteriore Minithorakotomie (Abb. 2.12) oder laterale Thorakotomie am linksventrikulären Epikard zu platzieren.

Bei den epikardialen Schraubelektroden besteht der Vorteil, dass die Elektrode mit den Platzierungswerkzeugen prinzipiell mit einer sehr kleinen Inzision (ca. 3 cm) anterolateral auskommt. Die Platzierungswerkzeuge sind derart schmal, dass eine leichte Spreizung des Intercostalraumes mit einem konventionellen Wundspreizer ausreicht (Abb. 2.12) und damit weder eine großflächige Schnittführung im Sinne einer Thorakotomie noch zwingend die Anlage einer Bülau-Drainage erforderlich ist; bei dilatiertem Herzen liegt das Perikard oftmals direkt der ventralen Thoraxwand an.

Bei Vorhofflimmern, damit fehlender Indikation für eine Vorhofelektrode, kann das Gerät selbst bei kachektischen Patienten submuskulär im Bereich der linken Thoraxwand implantiert werden, so dass nur eine Inzision resultiert (Abb. 2.13).

Dieses Vorgehen bietet sich nicht nur als Primäreingriff, sondern bei betagten Patienten mit Vorhofflimmern und fehlender Indikation für ein ICD-System im Rahmen von Extraktionen an. Bei CRT-Respondern mit Vorhofflimmern kann das lnksventrikuläre epikardiale Herzschrittmachersysten den Effekt der CRT-Therapie weit überwiegend ohne Minderung der Effektivität ersetzen. Bei weitgehender Schrittmacherabhängigkeit, entsprechender Pumpleistung und Fehlen höhergradiger Rhytmusstörungen ist das „Downgrading" eines CRT-Systems auf einen (linksventrikulären) Einkammer-Schrittmacher gerechtfertigt.

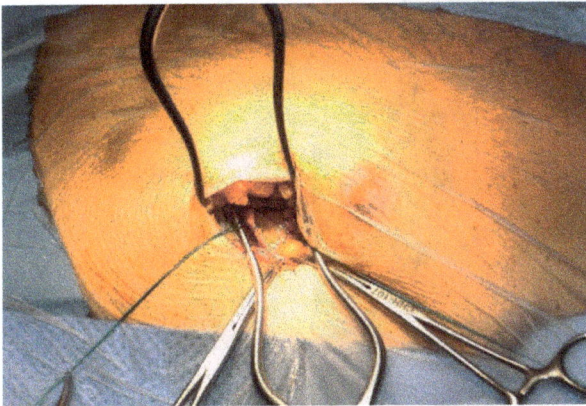

Abb. 2.12: Anterolaterale Minithorakotomie mit kleiner inframammärer Inzision nach Perikardiotomie.

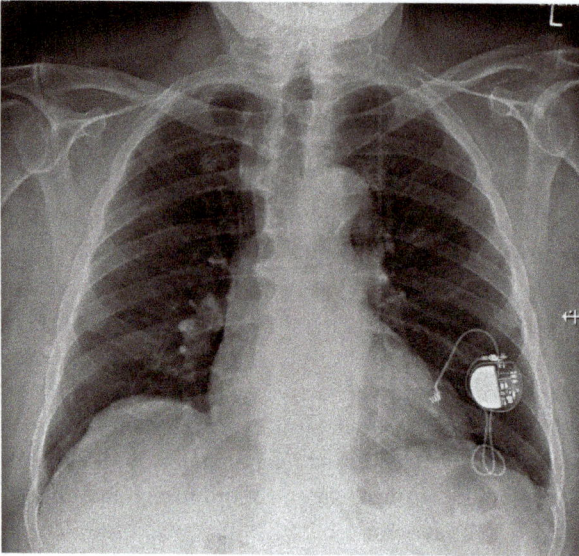

Abb. 2.13: Implantation einer epikardialen LV-Elektrode mit Anschluss und eines submammär subpektoral implantierten VVIR-Schrittmachers.

2.3.3 V. jugularis

Die V. jugularis war überwiegend zu Beginn der transvenösen permanenten Schrittmachertherapie ein üblicher Zugangsweg [8] (Abb. 2.14).

Es handelte sich bei transjugulär implantierten Elektroden überwiegend um dünnlumige, unipolare Elektroden, wie auch in Abb. 2.14 anhand des fehlenden Ringes an der Elektrodenspitze zu sehen. Die dickeren, damit weniger flexiblen bipolaren Elektroden eignen sich kaum für eine transjuguläre Platzierung.

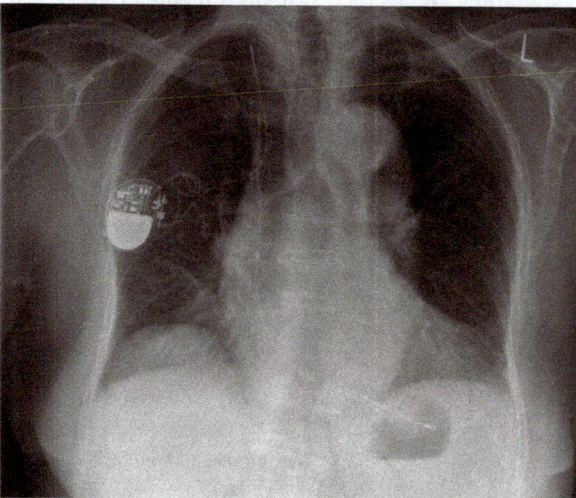

Abb. 2.14: Transjugulär verlaufende Herzschrittmacherelektrode.

Gelegentlich führt dieser Zugang vor allem bei großzügiger Schleifenbildung oder bipolaren, damit rigideren Elektroden zu chronischen Beschwerden bis hin zu einer erheblichen Einschränkung der Kopfbeweglichkeit. Die Verwendung der V. jugularis erfordert einen zusätzlichen Schnitt nahe der Elektrodeneinmündung. Sehr häufig befindet sich dort auch an der Muskelfaszie fixiert ein Sleeve, der bei schlanken Patienten leicht zu tasten ist. Heute ist der transjuguläre Zugang anhand der vielfältigen Alternativen ausgesprochen selten.

2.3.4 V. iliaca

Es gibt in der Literatur einen Fallbericht [9] über die Verwendung der V. iliaca als Zugangsweg für ein DDDR-System mit längeren (65 cm) Elektroden sowohl für die ventrikuläre als auch atriale Elektrode. Da die mechanische Belastung in dieser Position wesentlich geringer als bei Verwendung der V. femoralis erscheint, kann dieser Zugang in Einzelfällen für die Sondeninsertion genutzt werden. Allerdings fehlen Daten bezüglich möglicher Langzeitkomplikationen.

2.3.5 V. femoralis

Es gibt einen Bericht, der den transfemoralen Zugang als sekundäre Option für die Implantation eines AAI-Schrittmacher bei einer 71-jährigen Patientin mit Sick-Sinus-Syndrom mit fehlender Konnektion des oberen Venensystems über die V. cava superior beschreibt [10,11].

2.3.6 V. hepatica

Interventionelle Radiologen beschritten 2015 bereits den Weg der transhepatischen Sondeninsertion für ein Einkammer-Schrittmachersystem bei einem Patienten mit ansonsten unzugänglichem Venensystem [12]. Eine epikardiale Sondenplatzierung wurde hier nicht diskutiert, vermutlich auch nicht erwogen. Es handelte sich um einen dialysepflichtigen Patienten mit einer symptomatischen Bradyarrhythmia absoluta.

2.3.7 Transatrial

Der transatriale Zugangsweg ist seit den 90er Jahren des letzten Jahrhunderts bei fehlender transvenöser Konnektion beschrieben [13]. Er erfordert entweder eine Sternotomie, mindestens aber einen rechtslateralen oder parasternalen Zugang. Dieses Ver-

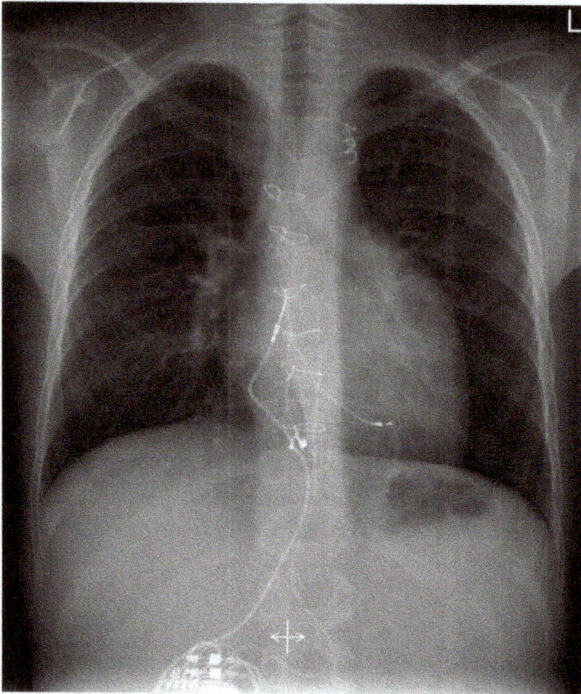

Abb. 2.15: Transatrial gelegte Vorhof- und Ventrikelelektrode bei Zustand nach epikardialer ventrikulärer Elektrodenimplantation im Kindesalter bei einem kleinen Patienten nach Glenn-OP und sich verschlechternden Elektrodenwerten der epikardialen Elektrode.

fahren eignet sich neben der Anlage epikardialer Elektroden z. B. für Patienten mit cavopulmonaler Anastomose (Glenn-OP) (Abb. 2.15).

Gelegentlich werden bei transatrialer Elektrodenplatzierung die Elektroden in die „klassische" pektorale Tasche tunneliert und anders als in Abb. 2.15 gezeigt auch das Aggregat in „üblicher" Standardposition sub- oder präpektoral platziert. Der Elektrodenverlauf lässt zwar beinahe immer bereits darauf schließen, dass mit hoher Wahrscheinlichkeit die Elektrode nicht intravasal verläuft; bei fehlender Dokumentation können konventionelle, üblicherweise transvenöse Elektroden fälschlicherweise als intravasal gedeutet werden.

3 Elektroden – per se ein „Fallstrick"?!

3.1 Elektrodenwahl

Die Wahl der Sonden erfolgt heute weit überwiegend im Rahmen einer „System-implantation", bei der die Sonden und das Aggregat vom gleichen Hersteller stammen. Ein Vorteil dessen ist der ökonomische, da der Zukauf von Elektroden stets teurer als die Verwendung von Sonden des Aggregatherstellers im „Paket" ist. Zudem ist eine MRT-Fähigkeit des Systems derzeit nur dann gewährleistet, wenn Elektroden und Aggregat des gleichen Herstellers eingesetzt werden. Zwar gibt es mittlerweile einige radiologische Abteilungen überwiegend großer Zentren, die MRT-Untersuchungen unter bestimmten Voraussetzungen auch bei herstellerübergreifenden Systemen durchführen, jedoch schließt dies eine Herstellerhaftung bei entstandenen Schäden aus.

Zwischenzeitlich gab es eigens für MRT-Untersuchungen hergestellte „MRT-taugliche" Elektroden. Nachdem sich gezeigt hat, dass diese Elektroden mit einer deutlich höheren Dislokationsrate einhergingen und die „Standard-Elektroden" selbst mit metallischen Strukturen weit überwiegend weder während noch nach der MRT-Untersuchung Störungen aufweisen, sind nach Durchlauf entsprechender Tests die meisten auf dem Markt befindlichen aktuellen Fabrikate MRT-tauglich deklariert.

Um häufige Aggregatwechsel zu umgehen, gab es in den 70er Jahren atom- bzw. plutoniumbetriebene Schrittmacher, die tatsächlich in der Praxis über Jahrzehnte völlig problemlos genügend Energie für die Impulsabgabe aufbringen (Abb. 3.1a).

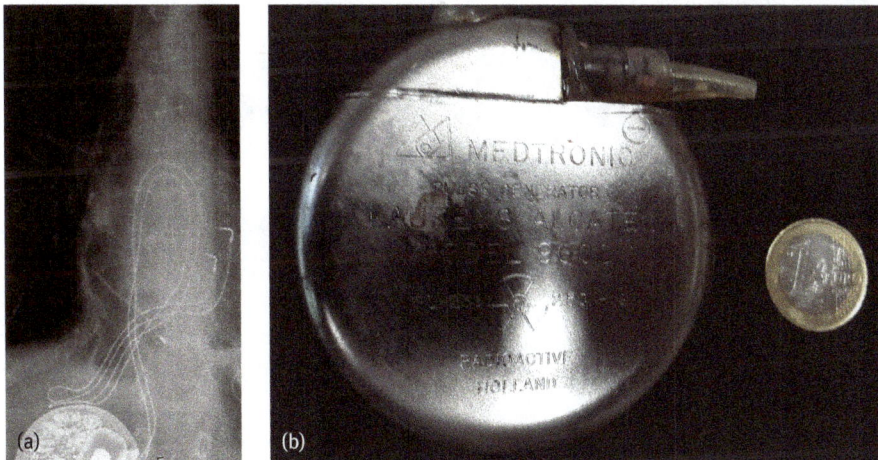

Abb. 3.1: a) p.a.-Röntgenansicht des implantierten Atom-Schrittmachersystems; b) Größenvergleich des Atomschrittmachers mit einer 1-Euro-Münze.

https://doi.org/10.1515/9783110654257-003

Das in Abb. 3.1a gezeigte Röntgenbild stammt von der damals deutschlandweit vorletzten Patientin mit Atomschrittmacher. Diese stellte sich vor wenigen Jahren im Alter von 51 Jahren wegen eines Sondendefektes vor. Das Aggregat erhielt sie im Alter von 16 Jahren als VVI-Gerät bei kongenitalem AV-Block III°. Da sie nun bei insgesamt guter Belastbarkeit auch zunehmend unter Vorhofflimmern litt, wurde das System auf ein konventionelles transvenöses DDD-System umgestellt und der Schrittmacher explantiert (Abb. 3.1b).

Somit hat der Schrittmacher über 35 Jahre ohne jegliche Nachoperation funktioniert und hätte problemlos mindestens noch weitere 60 Jahre durchgehalten. Auch die epikardiale Elektrode hat vermutlich aufgrund der geringen mechanischen Belastung bei subkostaler Aggregatlage deutlich länger funktioniert, als die modernen transvenösen Elektroden unserer Zeit mit einer erwarteten Haltbarkeit von ca. 15 Jahren. Das umgebende Gewebe zeigte keinerlei Hinweis für eine auffällige Fibrosebildung oder sonstige Alterationen.

Mit den sehr unterschiedlichen Anforderungen und trotz einer gemessen an sonstigen Therapieformen kurzen Historie mit rapiden Entwicklungen gibt es eine Vielzahl von Elektrodenarten, Elektrodenmaterialien, Fixationstypen und Konnektoren. Als Beispiel der jüngeren Zeit kann man die Entwicklung der vierpoligen linksventrikulären Elektroden und DF-4-Elektroden nennen. Manchen Patienten ist im Röntgenbild diese sehr schwunghafte Disziplin anzusehen (Abb. 3.2).

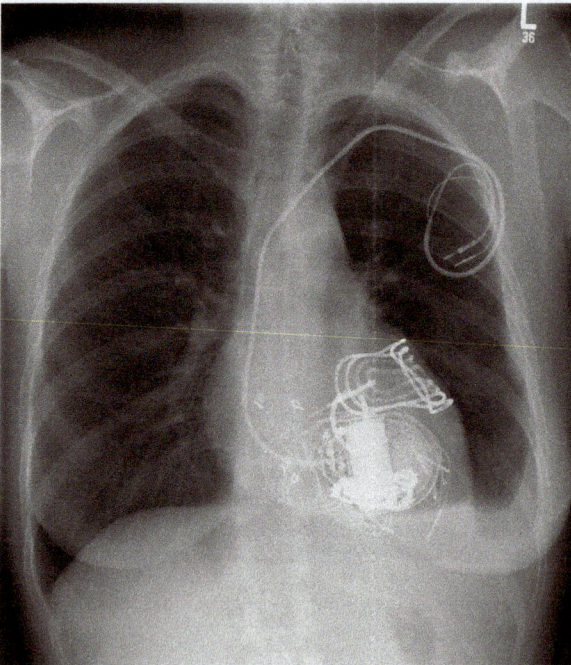

Abb. 3.2: Patientin mit einer stillgelegten konventionellen transvenösen Elektrode, epikardialen Elektroden und einer intraperikardialen Patch-Elektrode.

Neben den oben benannten Elektroden gibt es vor allem in der ICD-Therapie zahlreiche Zusatzelektroden, um den Schockpfad vor allem bei Versagen des „Standard-Schockpfades" zwischen dem pektoralen Gerät und der Metallwendel(n) der Elektroden entsprechend verändern zu können. Die in der Abbildung gezeigte Patchelektrode galt zu Beginn der 90er Jahre als Standard-ICD-Elektrode. Eine solche Elektrode wurde am linksventrikulären Epikard, eine zweite rechtsventrikulär implantiert; als Stimulations- und Wahrnehmungselektroden wurden epikardiale Elektroden verwendet und das Gerät, das damals teilweise über 200 cm³ groß war, abdominell implantiert. Mit dem Aufkommen transvenöser Systeme kamen Zusatzelektroden wie SVC-, Array- oder Fingerelektroden auf den Markt, die auch ohne Sternotomie verwendet werden konnten. Allerdings kommen vor allem bei Revisionen auch heute noch Situationen vor, in denen wenig bekannte Elektrodentypen zu berücksichtigen sind. Die auch heute noch zur Verfügung stehenden Patchelektroden, die minimalinvasiv auch intraperikardial oder submuskulär platziert werden können, stellen für Patienten mit exzessiv erhöhter Defibrillationsschwelle einen Lösungsweg dar.

3.2 Elektrodenplatzierung

Die Elektrodenplatzierung kann potenziell in sämtlichen Kompartimenten des Herzens erfolgen. Im systemischen Stromgebiet verursachen Elektroden thrombembolische Komplikationen, weswegen das Gros der intendierten Sondenlagen im Niederdrucksystem (zumeist rechter Vorhof, rechter Ventrikel, Koronarvenen) zu finden ist. Die Sondenwahl spielt nicht nur für die Platzierung, sondern insbesondere auch für die später eventuell notwendige Extraktion eine erhebliche Rolle. Insofern determiniert zumindest teilweise bereits die Auswahl der Materialien und die Implantation die Komplexität der Extraktion.

Für die Insertion von Elektroden sind Mandrins (Stylets, Führungsdrähte) vorgesehen, die eine leichtere Platzierung der Elektrode in den jeweiligen Kompartimenten ermöglichen. Diese Führungsdrähte sind vollständig zu entfernen, bevor das Aggregat angeschlossen wird. Es kann bei Blut im Innenleiter dazu kommen, dass sich ein Mandrin nicht mehr aus dem Lumen lösen lässt (Abb. 3.3).

Der in Abb. 3.3 gezeigte Befund verursachte zunächst Schmerzen bei jeglicher Armbewegung, später kam es zum Durchtritt des Drahtes durch die Haut, der dann wegen des offenen Zuganges zum Fremdmaterial eine Infektion mit nachfolgend zwingender Indikation zum Systemwechsel nach sich zog. Es ist durchaus korrekt, den Innenleiter bei einer Extraktion zu stabilisieren, jedoch gibt es hierzu sehr unterschiedliche Mittel. Vom leicht wieder zu entfernenden Mandrin angefangen reicht das Armamentarium über stentartige Drähte, die teilweise entfernbar sind, im Falle eines Typs (Liberator®, Cook Systems) aber nicht mehr entfernt werden können. Ist die Sonde dann nicht zu extrahieren, behelfen sich viele Kollegen wie bei dem in Abb. 3.3 gezeigten Befund damit, den Draht durchzuschneiden, gegebenenfalls mit

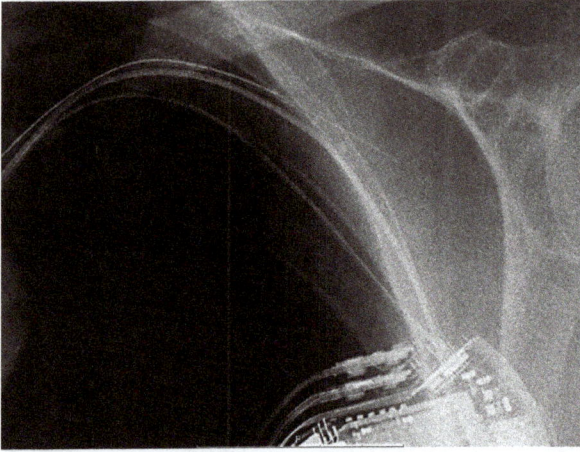

Abb. 3.3: Verbliebener Extraktionsdraht nach frustraner Elektrodenentfernung bei einem Zweikammer-ICD mit transkutaner Perforation.

einer Blindkappe zu „sichern" und möglichst subpektoral stillzulegen. Diese Drähte sind jedoch sehr rigide und sind vor allem bei Rumpfbewegungen in der Lage, sich zu „strecken" und sowohl Plastik als auch Knorpel, Muskel, Faszien und die Haut zu durchbohren.

Lässt sich bei der Implantation einer Elektrode ein Mandrin beispielsweise durch Blut- oder Gewebe im Lumen der Elektrode nicht entfernen, gibt es nicht viele Möglichkeiten einer Lösung des Problems: Da selbst der Entfernungsversuch mit Klemmen oder sonstigen Hilfsmitteln die Struktur der Elektrode vollständig zerstören kann, Abschneiden aber ebenfalls keine Lösung ist, muss die Elektrode vollständig entfernt und gegen eine neue gewechselt werden.

Dass die Platzierung von Elektroden nicht immer im intendierten Kompartiment stattfindet, liegt an zahlreichen Umständen, die teilweise durch wenige Schritte vermeidbar sind.

3.2.1 Platzieren der rechtsventrikulären Elektrode

Die rechtsventrikuläre Elektrode ist aktuell entweder eine passive Anker- oder aktiv fixierbare, sehr selten eine starre Schraub-Elektrode. Während die Ankerelektrode ausschließlich in den diaphragmalen Anteilen des rechten Ventrikels oder dem rechtsventrikulären Apex mit ausreichend stabiler Sondenlage platziert werden kann, ist die Flexibilität der Schraubelektrode hinsichtlich alternativer Platzierungsorte wie dem Septum und der freien Wand bzw. im Ausflusstrakt ein erheblicher Vorteil. Dies vor allem dann, wenn das apikale Myokard durch ischämische oder sonstige strukturelle Veränderungen hinsichtlich seiner elektrischen Eigenschaften alteriert ist. Der oft geäußerte Vorteil von Ankerelektroden, sie würden durch ihren rela-

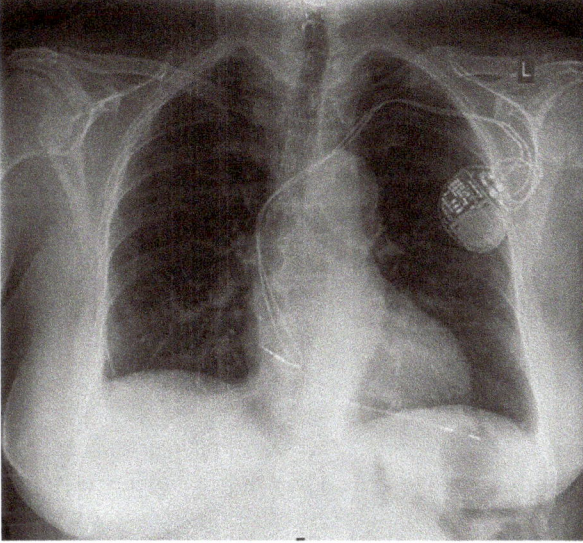

Abb. 3.4: Perforation der rechtsventrikulären Ankerelektrode im Bereich des rechtsventrikulären Apex.

tiv breiten Kunststoffanker nicht durch das Myokard perforieren, ist leicht zu widerlegen (Abb. 3.4).

Die Entfernung der Elektrode ist durch die zwar schwachen, dennoch vorhandenen „Widerhaken" einer Ankerelektrode allerdings etwas risikoreicher, auch wenn es hierfür keine gesicherten Zahlen gibt.

Der Weg der Elektrode in das rechtsventrikuläre Cavum ist mit etwas Übung kein Hexenwerk und unter Beachtung weniger Punkte lassen sich viele Komplikationen vermeiden:

a) Bilden einer Schleife innerhalb des rechten Atriums, so dass die Trikuspidalklappe nicht mit der Elektrodenspitze voraus, sondern mit einer Schleife der Elektrode überwunden wird (Vermeiden von transannulären oder transvalvulären Perforationen). Diese Schleife entsteht leichter, wenn der Mandrin über eine Länge von ca. 20 cm zurückgezogen bzw. ein vorgebogener Mandrin (= Stylet, Führungsdraht) verwendet wird.

b) Ist die Schleife innerhalb des Cavums, kann durch Vorschieben des Mandrins die Elektrode gestreckt und in Richtung A. pulmonalis bewegt werden. Die Darstellung der Elektrode in der A. pulmonalis minimiert das Risiko einer Fehlplatzierung der Elektrode im Bereich der linksseitigen Herzhöhlen z. B. im Rahmen eines persistierenden Foramen ovale, ASD etc.

c) Bei langsamer Retraktion der Elektrode gibt es einen „Punkt", an dem die Elektrode nach kaudal abkippt. Ein LANGSAMES Vorschieben der Elektrode ermöglicht dann eine apikale Platzierung. Sofern eine septale Platzierung erfolgen soll, empfiehlt sich, nach Platzieren der Elektrodenspitze im Bereich der A. pulmonalis den Mandrin herauszuziehen, eine ca. 45°-Knickbildung ca. 5–6 cm vor der

Mandrinspitze mit der Hand anzufertigen und noch vor dem Punkt des Abkippens mit einer Drehung des Mandrin-Endes gegen den Uhrzeigersinn des vollständig inserierten Mandrins die Elektrode entlang des Septums so weit zu führen, bis eine adäquate Stelle zur Fixation durch den Widerstand der Elektrode an einem Trabekel gefunden ist.

Nach Ausschrauben der aktiven Fixation (sofern vorhanden) ist es empfehlenswert, vor Bestimmung der Messwerte den Mandrin mindestens 15–20 cm zurückzuziehen, da die Elektrode dann mit wesentlich weniger Druck an der Elektrodenspitze im System liegt und die Position des Ringes (Bipol) der späteren Konfiguration bei der Messung entspricht.

Dislokationen rechtsventrikulärer Elektroden sind nur selten im Röntgenbild erkennbar (Abb. 3.5).

Sind die Elektrodenparameter vertretbar, erfolgt selbst bei offensichtlichen Dislokationen nur selten eine Sondenrevision. Bei diesem 56-jährigen Patienten erfolgte erst nach 2 Jahren seit Schrittmacherimplantation aufgrund vermehrter ventrikulärer Extrasystolen die Elektrodenrevision mit Extraktion der liegenden und Neuimplantation einer dann im Röntgenbild konventionell erscheinenden RV-Elektrode.

Nicht immer sind intraoperativ unter Durchleuchtung (a.p.) auffällige Elektrodenlagen ohne weiteres erkennbar. Zwar bestanden bei der Patientin mit dem p.a.-Röntgenbild in Abb. 3.6a nicht gerade „ideale" Elektrodenparameter. Die Seitansicht (Abb. 3.6b) belegt die auffällige Lage der rechtsventrikulären Elektrode im Bereich der Trikuspidalklappenaufhängung, was bei einer Revision problematisch sein kann.

Ein wesentlicher Hinweis für möglichen späteren Revisionsbedarf ergibt sich aus bereits zum Zeitpunkt der Erstimplantation bestehenden auffälligen Elektrodenwerten. Zumindest bei dieser Patientin traf dies zu, was eine recht frühe Revision nach 3 Monaten nach sich zog. Bestehen Fehllagen im Bereich des Trikuspidalklappenaufhängeapparates über längere Zeit, kommt es zu irreversiblen Fibrosen, die die Trikuspidalklappenfunktion beeinträchtigen können und im Rahmen einer Extraktion zu einer Trikuspidalklappeninsuffizienz (s. Kap. 3.2.1.3) führen können.

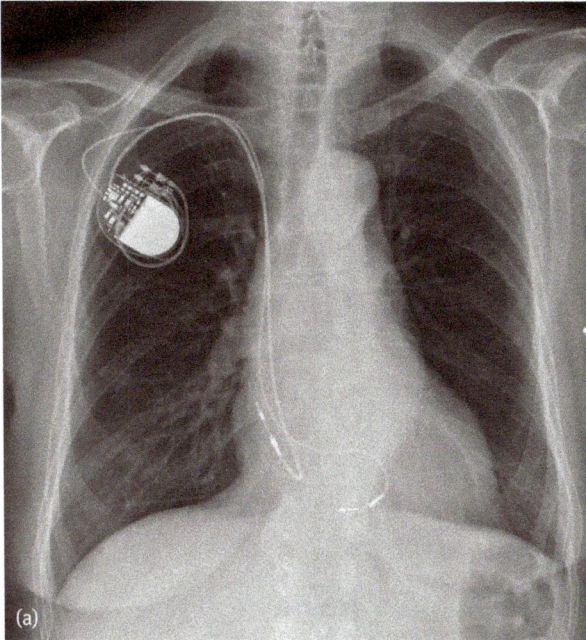

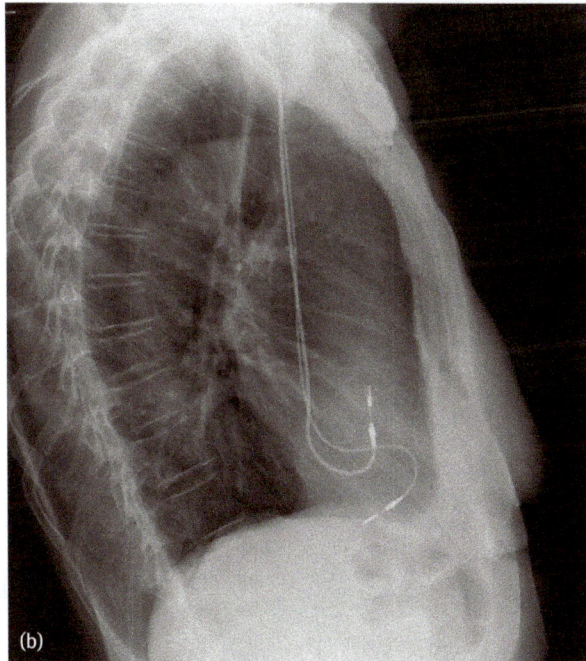

Abb. 3.5: a) Dislokation einer rechtsventrikulären Elektrode, die üblicherweise eher gestreckt in Richtung Apex verläuft (p.a.-Ansicht); b) Dislokation einer rechtsventrikulären Elektrode, die üblicherweise eher gestreckt in Richtung Apex verläuft (laterale Ansicht).

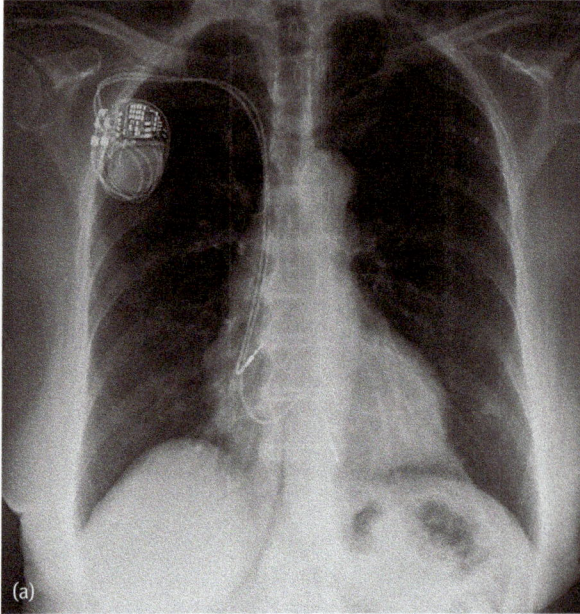

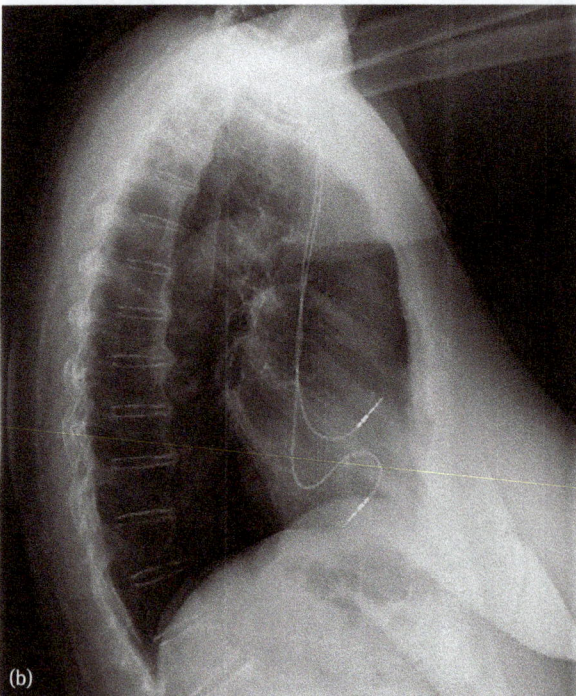

Abb. 3.6: a) Wenig auffällige Schleife im Bereich der rechtsventrikulären Elektrode in p.a.-Sicht; b) bei im p.a.-Bild noch unauffälligem rechtsventrikulärem Elektrodenverlauf wird in der Lateralsicht die „Umkehr" der Elektrode deutlich.

Fehlplatzierung der RV-Elektrode in das Koronarvenensinussystem

Gerade mit ICD-RV-Elektroden, aber auch mit konventionellen rechtsventrikulären Schrittmacherelektroden gelingt es recht häufig, bei Platzierung mit der Elektrodenspitze voraus nicht im rechten Ventrikel, sondern im Koronarsinus zu landen. Da die posteriore Vene, aber auch posterolaterale Venen in der a.p.-Durchleuchtung nicht einfach von einer korrekten intrakavitären Platzierung zu unterscheiden sind (Abb. 3.7a), gibt zwar spätestens der Reizschwellentest durch den resultierenden Rechtsschenkelblock einen konkreten Hinweis; selbst dies fällt in Nachkontrollen jedoch oft nicht auf.

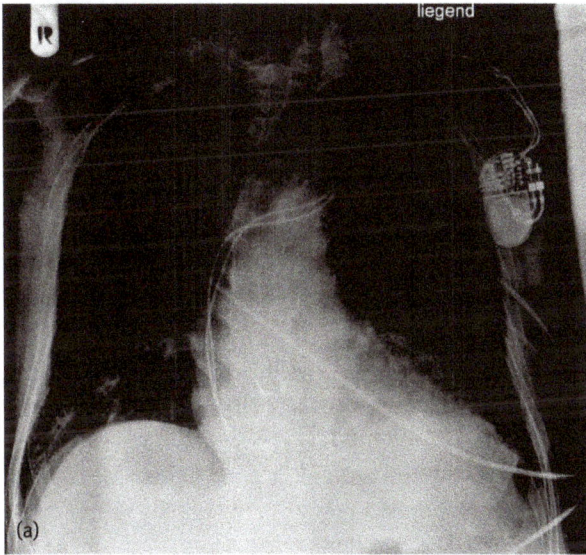

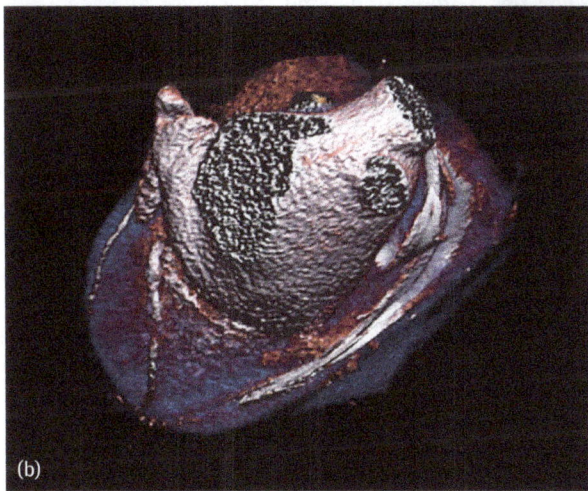

Abb. 3.7: a) Fehllage der rechtsventrikulären Elektrode in einer Koronarvene – p.a.-Ansicht; b) 3D-Rekonstruktion eines Kardio-CT mit eindeutiger Lokalisation der fehlplatzierten rechtsventrikulären Schrittmacherelektrode in der Koronarvene.

Typischerweise kommt es bei dieser Fehllage nach ca. 3 Monaten zu einer langsamen, aber steten Reizschwellenerhöhung und einer Verminderung der Wahrnehmung. Die Impedanz steigt leicht an oder bleibt in etwa gleich. Bei einer weit zum Apex vorgeschobenen RV-Elektrode kann es zu Sensationen (Phrenicus-Stimulation) kommen. Wenn Patienten im Verlauf unspezifische Beschwerden haben oder beispielsweise eine Herzinsuffizienz entwickeln, kommt es vor, dass die Fehllage wie bei dem 72-jährigen Patienten mit Z. n. DDDR-Schrittmacherimplantation, nach 2 Jahren weiterer Diagnostik und der Indikation zur Umrüstung auf ein Zweikammer-ICD System erst bei gezielter Durchsicht der umfangreichen Bilddiagnostik vor Umrüstung auffällt. Im 3D-Kardio-CT ist die Elektrode in der posterolateralen Vene sehr gut erkennbar (Abb. 3.7b); da die Fragestellung die Kalklast betraf, wurde dieser Befund nicht beschrieben.

Eine andere, sehr tolerante 73-jährige Patientin erhielt ein DDDR-System bei intermittierendem AV-Block III°. In den ersten 2 Jahren bemerkte sie nur selten ein Zucken im Bauchraum. Nach 8 Jahren war das Gerät im ERI-Modus und sie wurde zum Aggregatwechsel überwiesen (Abb. 3.8).

Sie selbst sagte zunächst nichts und es fiel auch bei der klinischen Untersuchung zunächst nichts auf. Bei Auflage des Magnetkopfes, der die Magnetfrequenz induziert, wurde die Phrenicus-Stimulation deutlich sichtbar. Danach gefragt, gab sie an, das Zucken in Zusammenhang mit einem Aortenstent ca. 1,5 Jahre nach der Implantation gebracht und sich mit der Situation bereits abgefunden zu haben. Mit einer etwas erhöhten Reizschwelle und einer Wahrnehmung von 2,5 mV war noch eine „intakte" Schrittmacherfunktion vorhanden. Es erfolgte eine Sondenrevision mit Neuimplantation einer RV-Elektrode und einem Blindkappenverschluss der fehlplatzierten RV-Elektrode bei fehlender Klasse-I-Indikation zur Sondenextraktion. Postoperativ gab die Patientin an, seit Jahren zum ersten Mal nachts durchgeschlafen zu haben und freute sich über die gewonnene Lebensqualität.

Fehlplatzierungen im Bereich des Koronarsinus sind jedoch vor allem bei Betrachtung ausschließlich des p.a.-Röntgenbildes nicht immer so offensichtlich (Abb. 3.9a).

Zwar fällt auch hier eine etwas kaudale Elektrodenlage auf, die jedoch durchaus noch akzeptabel erscheint.

In Abb. 3.9b zeigt sich nun quasi „beweisend" die Fehllage der Elektrode. Diese Elektrode bzw. das Schrittmachersystem war vor 6 Wochen implantiert worden. Bereits in der Abfrage einen Tag nach Implantation fielen deutliche Verschlechterungen sowohl der Wahrnehmungs- als auch der Stimulationsparameter auf. Da sie noch keine kritischen Werte erreichten, wurden engmaschige Schrittmacherkontrollen durchgeführt und bei Persistenz bzw. noch weiterer Progression der Verschlechterung beider Parameter die Revision durchgeführt.

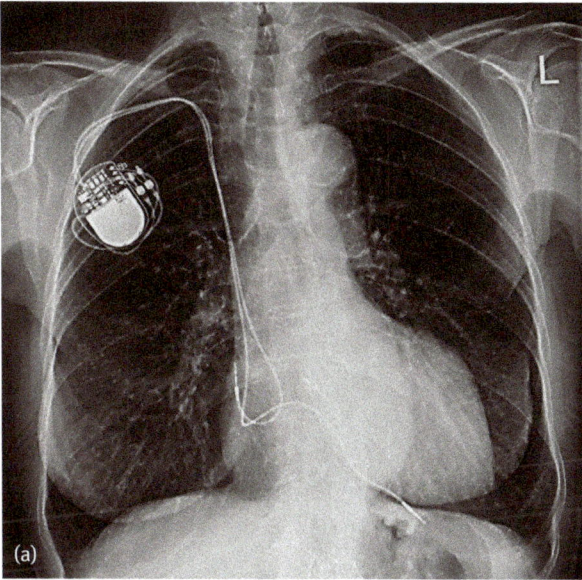

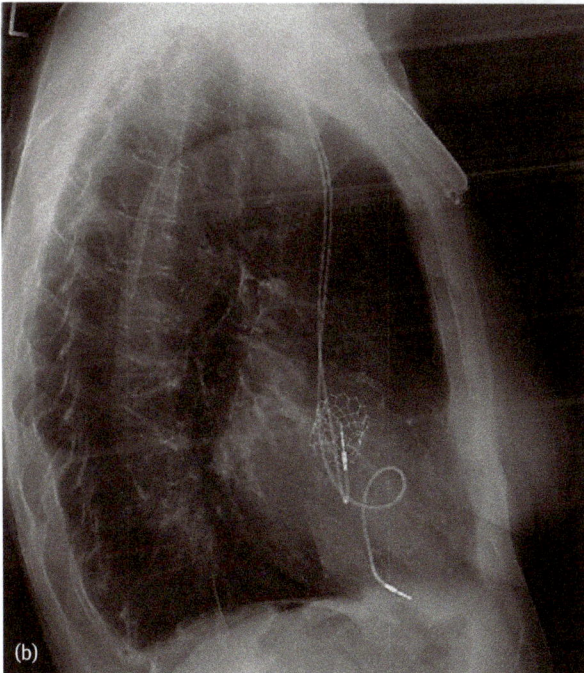

Abb. 3.8: a) Über den Herzschatten nach diaphragmal reichende rechtsventrikuläre Elektrode; b) im Seitbild der gleichen Patientin erscheint es sehr wahrscheinlich, dass die Elektrode im Bereich der inferioren Koronarvene liegt.

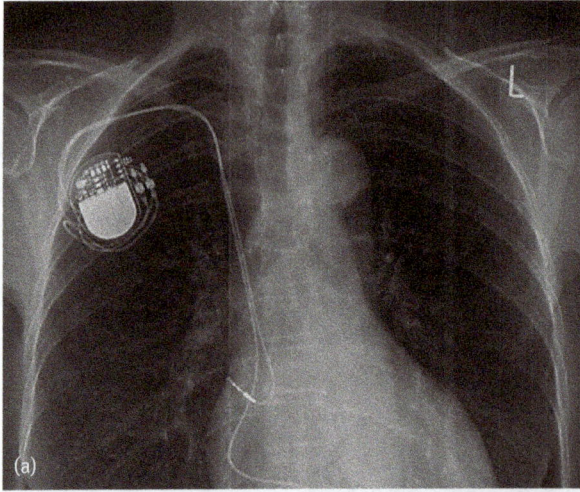

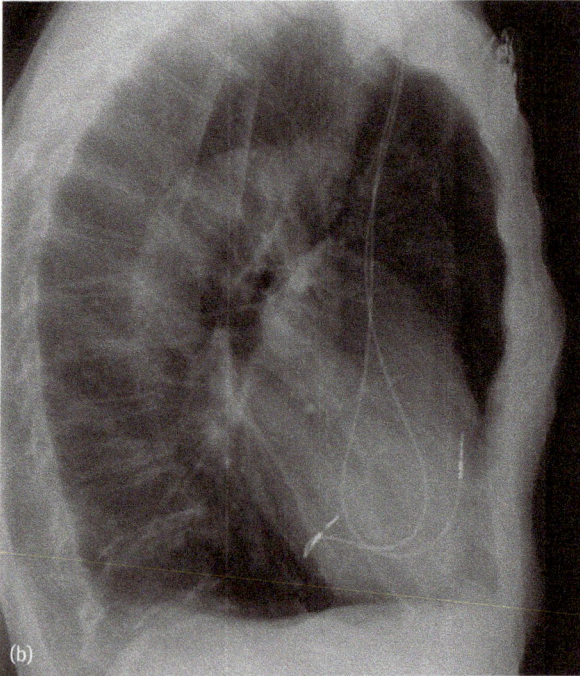

Abb. 3.9: a) Scheinbar unauffällige RV-Elektrodenlage in der p.a.-Übersicht; b) gleiche Patientin mit nun klarem Hinweis für eine Elektrodenlage in der inferioren Koronarvene.

Fehlplatzierung der RV-Elektrode in das linksventrikuläre Cavum

Bei einem 49-jährigen Patienten tritt ca. 6 Monate nach Implantation eines DDD-Schrittmachersystems eine transitorische Ischämische Attacke auf. Carotis-Doppler und die Geräteabfrage bezüglich möglicher Vorhofflimmer-Episoden sind unauffällig. Das p.a.-Röntgenbild (Abb. 3.10a) zeigt ein scheinbar regelrecht implantiertes System.

Erst im lateralen Bild (Abb. 3.10b) fällt die Sondenlage der rechtsventrikulär gedachten Elektrode im linken Ventrikel auf. Die über ein persistierendes Foramen ovale nach links verlaufende Elektrode konnte echokardiografisch bestätigt werden.

Nach Entfernen der Elektrode und Neuimplantation einer rechtsventrikulären Elektrode in korrekter Position trat keine erneute neurologische Auffälligkeit auf.

Es ist nicht unproblematisch, linksventrikulär im Cavum befindliche Elektroden zu entfernen, zumal die Fehllage oft erst Jahre nach Implantation auffällt und bei Zug fibrotische Anteile oder Koagel abgeschwemmt werden können. Sinnvoll ist hierbei die Verwendung von Filtersystemen, die beispielsweise bei transfemoral oder transapikal implantierbaren Aortenklappen bereits verfügbar sind. Einen stringenten Konsens bezüglich des Vorgehens gibt es nicht; die konservativste Form ist die lebenslange Antikoagulation, wobei vor allem bei jungen Patienten ohne sonstige Indikation zur Antikoagulation eine Risikoabwägung eher für die Extraktion spricht.

Über rechtsschenkelblocktypische EKG-Veränderungen wurde die Fehllage bei transseptaler Elektrodenlage bei dieser 81-jährigen Patientin entdeckt, wobei das p. a.-Bild durchaus einer Fehlplatzierung über das Koronarvenen-System entsprechen könnte (Abb. 3.11a).

Nebenbefundlich ist die Schraube der aktiv fixierten Elektrode nicht vollständig herausgeschraubt.

Im Seitbild spricht der Elektrodenverlauf, dem späteren Echokardiografiebefund entsprechend, für eine transseptale Elektrodenlage (Abb. 3.11b).

Diese Elektrode wurde unter sämtlichen Vorsichtsmaßnahmen entfernt, wobei eine offene Extraktion nicht notwendig war. Im intraoperativen TEE war kein residueller VSD erkennbar. Das postoperative Bild entspricht einem zu erwartenden Elektrodenverlauf (Abb. 3.11c).

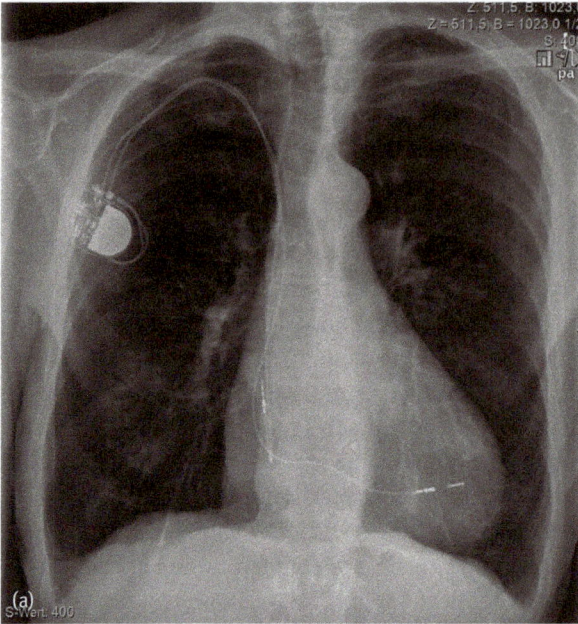

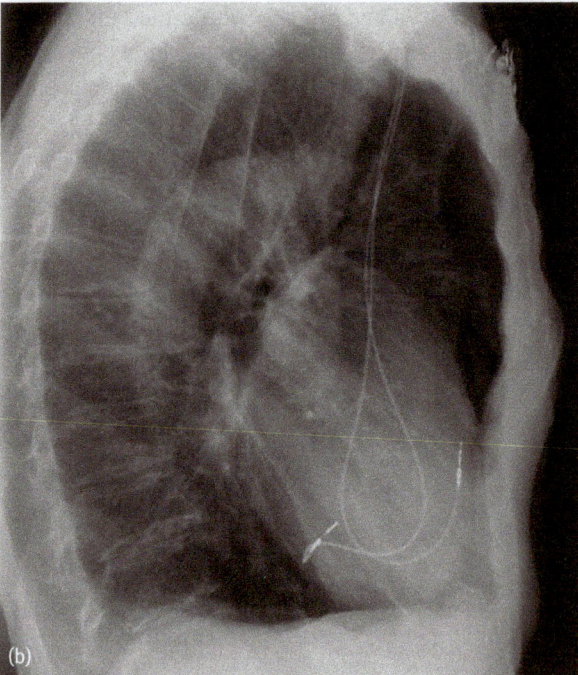

Abb. 3.10: a) Scheinbar unauffällige Elektrodenlage bei
linksventrikulär platzierter
rechtsventrikulärer Elektrode;
b) laterale Ansicht mit Darstellen einer von rechts atrial
nach links ventrikulär verlaufenden Elektrode mit passiver
Fixation.

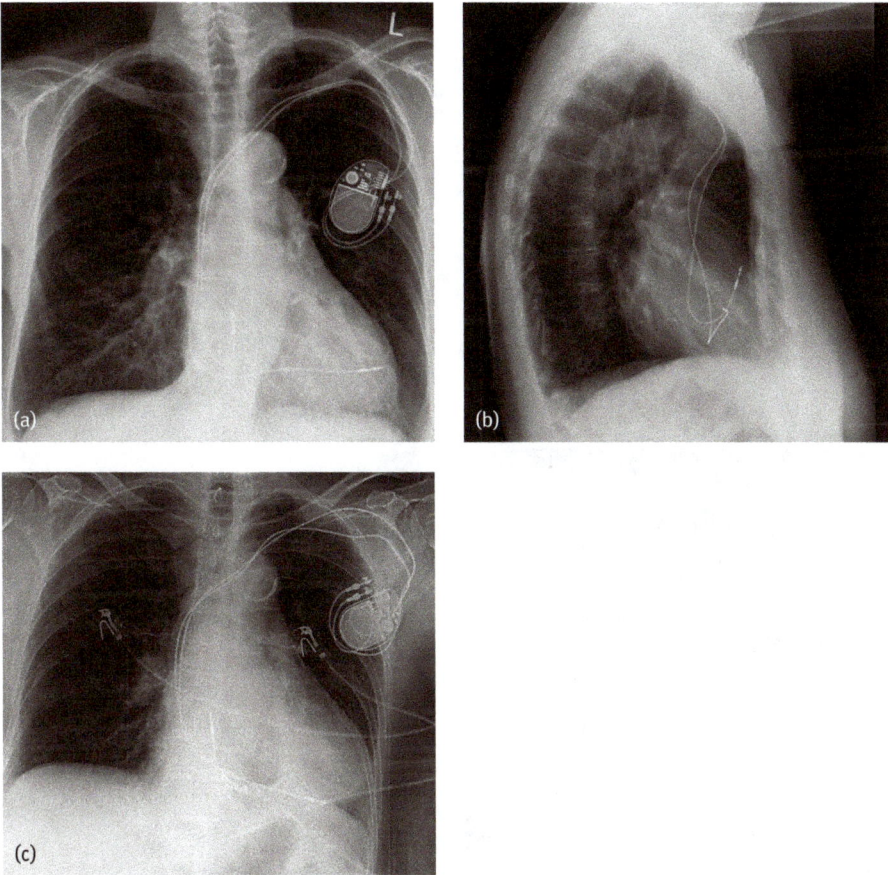

Abb. 3.11: a) Weit in Richtung lateraler Herzschatten reichende ventrikuläre Elektrode als Hinweis für eine mögliche linksventrikuläre Elektrodenlage; b) durch das ventrikuläre Septum platzierte ventrikuläre Elektrode, c) „konventionelle", radiologisch, echokardiografisch und elektrokardiografisch gesicherte rechtsventrikuläre Elektrodenlage nach Extraktion der transseptal nach links platzierten Elektrode.

Trikuspidalklappeninsuffizienz

Sowohl die Perforation eines Trikuspidalklappensegels als auch Schleifenbildungen über die Trikuspidalklappe hinweg können Klappeninsuffizienzen begünstigen, die klinische Relevanz erreichen können (Abb. 3.12a).

Abb. 3.12a zeigt den Befund einer 42-jährigen Frau, der im Urlaub nach überlebtem Kammerflimmern vor 5 Jahren ein VDD-ICD-System implantiert wurde. Die Funktion des VDD-Systems hängt sehr wesentlich von der ausreichenden Wahrnehmung der rechtsatrialen Aktivität ab. Vermutlich um dieser Anforderung gerecht zu

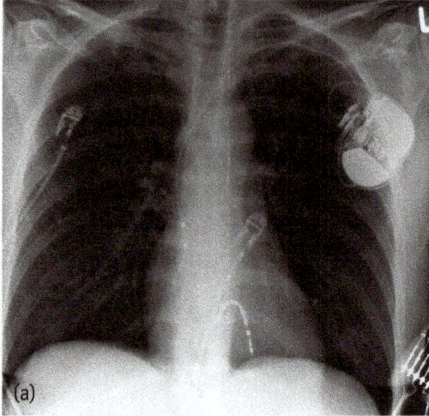

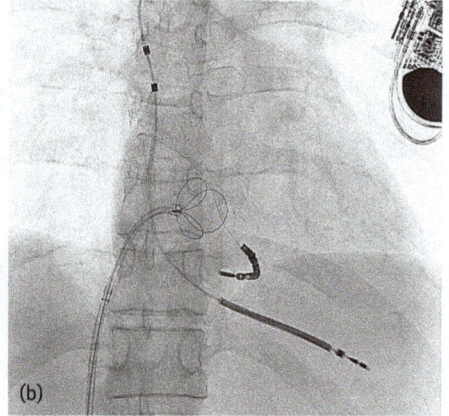

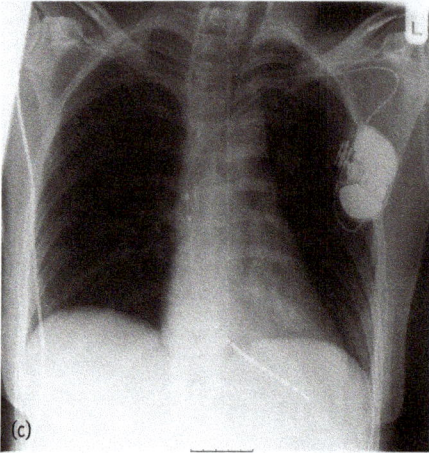

Abb. 3.12: a) VDD-ICD-System mit ausgeprägter Schleifenbildung im Bereich der RV-Coil; b) transfemorales Fassen und Extrahieren eines Elektrodenfragmentes mittels Snare und mechanisch kontrolliert drehender Schleuse; c) gleiche Patientin mit etwas gestreckter Elektrodenlage, jedoch guter atrialer Wahrnehmung und deutlich reduzierter Trikuspidalklappeninsuffizienz.

werden, wurde der ventrikuläre Elektrodenanteil großzügig platziert und kompromittiert die Funktion der Trikuspidalklappe. Sie weist deutliche Symptome einer Trikuspidalklappeninsuffizienz auf und kommt ursprünglich lediglich zu einem Aggregatwechsel in eine externe Klinik. Im Rahmen des Aggregatwechsels fiel intraoperativ ein Isolationsdefekt der Elektrode auf, weswegen sie sich zur Systemrevision vorstellte. Sie zeigte nebenbefundlich in der Echokardiografie eine Trikuspidalklappeninsuffizienz II–III°.

Sofern die rechtsventrikuläre(n) Elektrode(n) länger als ca. 6 Monate implantiert sind, nimmt die Wahrscheinlichkeit eines kurativen Ansatzes einer Verminderung oder Behebung der Trikuspidalklappeninsuffizienz durch Sondenumplatzierung oder

Systemänderung mit Entfernung der rechtsventrikulären Elektrode deutlich ab; insofern gab es wenig Hoffnung, durch die Systemrevision eine Verbesserung der Situation zu erzielen. Die erhebliche Schleife der Coil zeigte sich während der Revision als massiv an der Trikuspidalklappe adhärent und führte bei der Extraktion mit einer mechanisch kontrolliert drehenden Schleuse zum Abriss der Elektrode etwas proximal der Metallwendel. Versuche, das Elektrodenfragment vom oberen Venensystem aus mit Snares zu fassen und zu extrahieren, misslangen. Zunächst wurde der mit der mechanisch rotierenden Schleuse geschaffene Kanal genutzt, um eine neue transvenöse VDD-Elektrode mit etwas differentem Elektrodenverlauf zu implantieren. In einem zweiten Eingriff wurde das Fragment mit einer Snare gefasst. Zug alleine reichte zum Ablösen des Fragments nicht aus. Die Snare wurde bei der Frau mit einer Körpergröße von 168 cm und einem eher schlanken Habitus (geringe Strecke zwischen femoralem Zugang und rechtem Vorhof) durch eine mechanisch kontrolliert drehende Schleuse geführt (Abb. 3.12b).

Nach wenigen Applikationen der mechanischen Fräse gelang die vollständige Ablösung des Fragmentes. Postoperativ bestand weiterhin eine TI I–II°, jedoch erstaunlicherweise keine höhergradige Trikuspidalklappeninsuffizienz mehr (Abb. 3.12c).

Nicht nur Elektroden per se, insbesondere auch die Extraktionsverfahren bergen das Risiko, relevante Trikuspidalklappeninsuffizienzen zu induzieren.

Signifikante Trikuspidalklappeninsuffizienzen (Erhöhung der vor Extraktion bestehenden TI um mindestens einen Grad) nach Extraktionen sind mit 9–15 % [14–16] nicht selten. Meist bleiben sie jedoch klinisch inapparent [16] und führen auch im Langzeitverlauf zu keiner vermehrten Hospitalisation aufgrund einer Rechtsherzinsuffizienz oder kardialen Dekompensation. Nur sehr selten ist extraktionsbedingt eine interventionelle oder offene Trikuspidalklappenrekonstruktion, ggf. ein Trikuspidalklappenersatz indiziert.

Platzieren der rechtsventrikulären Elektrode bei Kindern

Bei nicht abgeschlossenem Längenwachstum ist es nicht einfach, einen Kompromiss zwischen zu erwartender Elektrodenstreckung und übermäßiger Schleifenbildung zu finden. Bei zu großer Schleifenbildung wird gegebenenfalls die Trikuspidalklappe „fixiert", was zu einer dauerhaften Schädigung führen kann. Bei kleiner Schleife entsteht im Rahmen des Längenwachstums eine Streckung, die eine Sondendysfunktion noch vor Erreichen des elektiven Austauschkriteriums des Schrittmachers verursachen kann. Die kleine Patientin, deren Röntgen- bzw. Durchleuchtungsbilder in Abb. 3.12 zu sehen sind, wurde noch vor Erreichen des ersten Lebensjahres aufgrund eines kongenitalen AV-Block III° mit einem epikardialen Schrittmacher versorgt. Bereits 2 Monate später bestand ein partieller Exitblock bei massiv erhöhter Reizschwelle, die auch nach Umprogrammieren (unipolare Konfiguration) bestand und zu einer Revision zwang. So wurde die epikardiale Elektrode gewechselt bzw. die alte, massiv mit Fibrose umgebene entfernt und eine neue an anderer Stelle inseriert.

Trotz initial perfekter Parameter kam es nach 2,5 Monaten erneut zu einem Exitblock, der selbst bei maximaler Amplitude und Stimulationsimpulsdauer intermittierend auftrat. Bei den früher üblichen epikardialen Elektroden ist ein passagerer, meist regredienter Anstieg der Reizschwelle beschrieben, jedoch sind die Schwankungen zumindest in einem Bereich, der eine sichere Einstellung der Therapie erlaubt. Der wiederkehrende Exitblock mit entsprechender Symptomatik erforderte den ungewöhnlichen Schritt, im Alter von etwas über einem Jahr eine transvenöse Elektrodenimplantation vorzunehmen. Es gibt aus Strahlenschutzgründen keine Thoraxaufnahme unmittelbar postoperativ, aber im Alter von 7 Jahren erfolgte die erste Kontrollaufnahme bei tendenziell leichter Zunahme der Reizschwelle bei ansonsten unauffälligen Parametern.

Abb. 3.13a zeigt den Befund im Alter von 7 Jahren, also 6 Jahre post implantationem mit einer deutlichen Streckung der Elektrode, noch vorhandenen Restschleifen links pektoral und den abgekappten Rest der epikardialen rechtsventrikulären Elektrode. Das Kind ist mit dem System altersgemäß belastbar, hat keinerlei Einschränkungen auch bei sportlicher Aktivität bzw. Spielen mit höherer physischer Belastung. Von diesem Zeitpunkt an fanden kurzfristigere Schrittmacherabfragen statt, um Veränderungen der Schrittmacherparameter auch hinsichtlich ihrer Dynamik zu beurteilen und damit im Vorfeld manifester Elektrodenprobleme eine Revision durchzuführen. Dieser Befund hielt weitere 4 Jahre (Abb. 3.13b) mit einer allenfalls geringfügigen weiteren Verschlechterung der Elektrodenwerte.

In Abb. 3.13b zeigt sich eine weitere Medialverlagerung der rechtsventrikulären Elektrodenspitze, wobei das Ausmaß bei steilgestelltem Herzen auch in Relation zu der verbliebenen epikardialen Elektrode angesichts des erheblichen Längenwachstums vom 7. bis zum 11. Lebensjahr mäßig ist. Die Schleifen im Pectoralis-Bereich haben bis auf eine abgenommen. Bei anstehendem Aggregatwechsel wurde gleichzeitig eine Elektrodenrevision vorgenommen, obwohl noch kein zwingender Grund, lediglich eine auf 2,7 V/0,5 ms erhöhte Reizschwelle vorlag. Rationale hierfür war die Vermeidung einer Elektrodenrevision während der Laufzeit des neuen Aggregates, die Überlegung, bei weiterem Zuwarten mit noch weiter fortgeschrittener Fibrose um die Elektrode herum im Venensystem rechnen zu müssen und bei vermutlich lebenslanger Indikation die Anzahl der Eingriffe möglichst gering zu halten.

Abb. 3.13c zeigt die Verwendung einer flexiblen, mechanisch kontrolliert drehenden Schleuse, mit der die Elektrode in einem ersten Schritt vollständig aus dem Herzen gelöst wird. Nach Entfernen der Elektrode verbleibt die Schleuse zur Insertion eines Seldinger-Drahtes, die Schleuse wird entfernt und über den identischen Zugang eine neue Elektrode platziert.

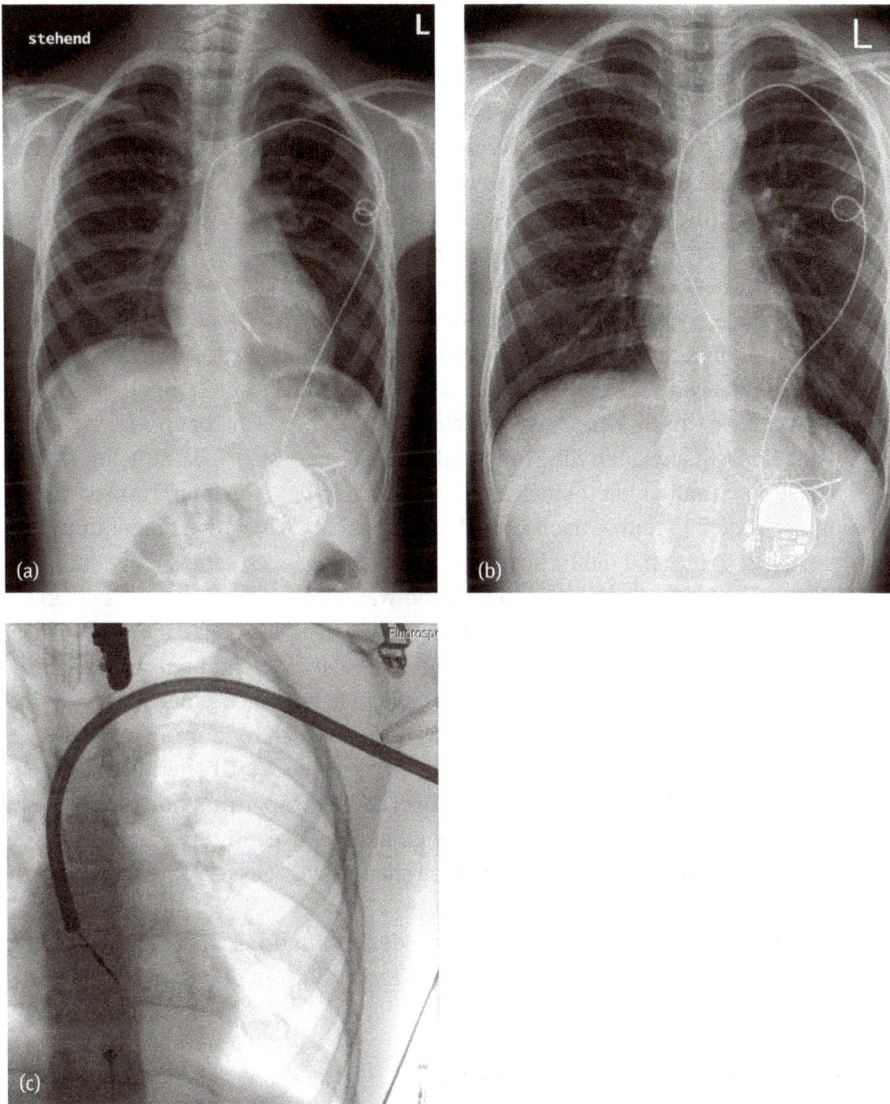

Abb. 3.13: a) 7-jähriges Kind 6 Jahre nach transvenöser Elektrodenimplantation; b) rechtsventrikuläre Elektrodenlage 10 Jahre nach Implantation bei einem 11-jährigen Kind; c) Durchleuchtungsbild
während der Elektrodenextraktion der 10 Jahre alten rechtsventrikulären Elektrode bei einem 11-jäh-
rigen Kind.

3.2.2 Platzieren der rechtsatrialen Elektrode

Der Mythos, dass die atriale Elektrodenplatzierung einen erheblichen Mehraufwand bedeutet, hält sich hartnäckig. Zwar ist die Implantationsdauer von DDDR-Systemen im Vergleich zu VVIR-Systemen tatsächlich mit 50 versus 36 Minuten deutlich länger [2], dennoch ist die Implantation per se nur ein geringer „Mehraufwand", sofern sich die Platzierung einfach gestaltet. Absehbar schwieriger ist die korrekte Platzierung der rechtsatrialen Elektrode bei folgendem Patienten:

1. Ein Patient nach ausgiebiger rechtsatrialer Ablation ist heute zwar eher selten, aber hier kann es durchaus langwierig sein, überhaupt eine elektrisch aktive Stelle zu finden; ist nach einer rechtsatrialen Ablation nach Ausschluss anderweitiger Erklärungen (z. B. defektes Messkabel, defekte Elektrode) so gut wie kein Areal elektrisch „vital", ist von einer erheblichen Schädigung auszugehen, die als Konsequenz auch die Transportfunktion mindestens beeinträchtigt. Insofern ist die Sinnhaftigkeit einer atrialen Elektrode bei fehlender Transportfunktion anzuzweifeln und je nach Durchleuchtungs- und Operationsdauer durchaus diskutabel; heute sind derart ausgedehnte Befunde jedoch selten.
2. Einige Patienten nach Herztransplantation werden vor allem im Langzeitverlauf schrittmacherpflichtig. Je nach Transplantationstechnik bleibt ein Stumpf des „eigenen" Atriums in situ, so dass es durchaus zwei P-Wellen mit unterschiedlichen Frequenzen geben kann. Bei dem üblichen Vorgehen einer rechtsatrialen Sondenplatzierung kann es vorkommen, dass die Elektrode im ursprünglichen Vorhofanteil eingeschraubt wird und bei vorhandener AV-Überleitung eine konkurrierende ventrikuläre Stimulation auftritt. Die Transportfunktion ist bei dieser Fehlplatzierung gestört, da das funktionell aktive Myokard des Spenderherzens weder stimuliert, noch seinem intrinsischen Rhythmus entsprechend wahrgenommen wird.
3. Ansonsten besitzt auch die atriale Elektrode aufgrund der sehr dünnwandigen Struktur des rechten Atriums insbesondere im Vorhofsohr ein gewisses Perforationspotenzial.

Was definitiv anhand der Daten des Deutschen Herzschrittmacherregisters zu belegen ist, ist die relativ häufige Dislokation der atrialen Elektrode. Die Dislokation ist in der frühen Phase postoperativ relativ häufiger, aber sie kommt durchaus auch Monate bzw. Jahre nach der Erstimplantation vor (Abb. 3.14).

Da die Elektrode gegen den Blutstrom steht und Seldinger-Drähte bzw. Katheter durchaus bis in den Bereich des rechten Atriums bzw. der V. cava superior reichen, kann prinzipiell jede invasive Maßnahme im Bereich des rechten Vorhofes zu einer Dislokation führen. Dislokationen, bei denen die Vorhofelektrode im Vorhof-Kompartiment bleibt oder die Elektrodenspitze in die V. cava inferior reicht, können für den Schrittmacher durch die flottierende Elektrodenspitze Vorhof-Aktionen vortäuschen, was zwischen Grundfrequenz bis zu der maximalen Sensorfrequenz in einem

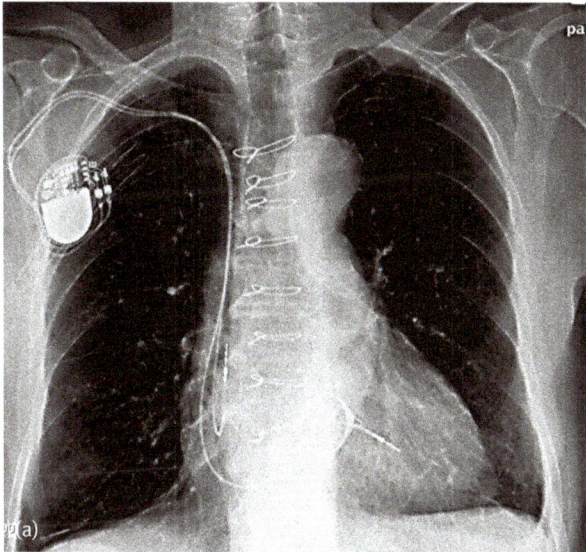

(a)

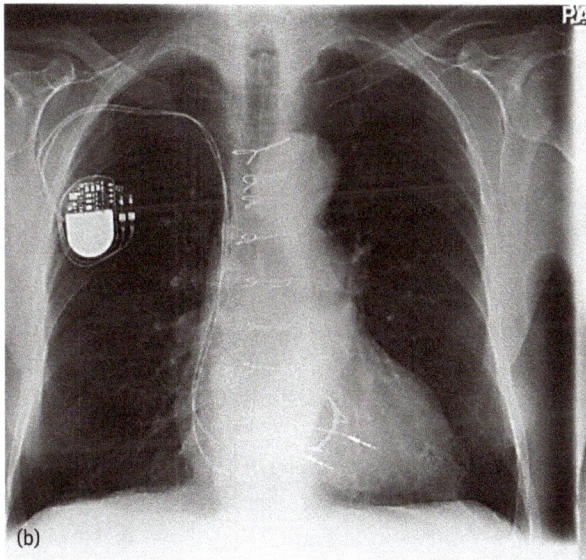

PA

(b)

Abb. 3.14: a) Regelrecht implantiertes DDDR-Schrittmachersystem; b) gleicher Patient wie in a) 6 Monate nach Implantation nach auffälliger Geräteabfrage.

DDD(R)-Modus zumindest keine bedrohliche Arrhythmie erzeugen kann. Im gezeigten Beispiel (Abb. 3.14) reicht die Spitze der Vorhofelektrode in den rechten Ventrikel hinein; bei dieser Konfiguration induziert eine Ventrikel-Aktion, die von der Vofhofelektrode als „Eigenaktion" wahrgenommen wird, eine Stimulation über die Ventrikelelektrode, die ihrerseits als Vorhof-Aktion erkannt und erneut übergeleitet wird, was bis zu der programmierten Grenzfrequenz anhaltende Tachykardien induzieren kann.

3.2.3 Platzieren der linksventrikulären Elektrode

Auch über 20 Jahre nach den ersten verfügbaren transvenösen Elektroden für die linksventrikuläre Stimulation über Koronarvenen gilt die linksventrikuläre Elektrode als eher schwierig, was sich in einer medianen Operationsdauer von 90 Minuten bei kardialen Resynchronisations-Therapie(CRT)-Herzschrittmachersystemen (CRT-P) und 100 Minuten bei CRT-Defibrillator(CRT-D)-Systemen widerspiegelt.

Entsprechend der Indikation einer schweren, therapierefraktären Herzinsuffizienz mit breitem Linksschenkelblock > 150 ms ist der Anteil von CRT-D-Systemen gegenüber Einkammer-ICD-Geräten heute etwa gleich groß [2]. Deutlich seltener werden CRT-P-Systeme implantiert (2018: ca. 4.200 CRT-P versus 12.600 Einkammer- und 58.300 Zweikammer-Herzschrittmacher-Systeme) [2], was an der Tatsache liegt, dass Patienten mit schwerwiegender Herzinsuffizienz und Linksschenkelblock weitaus häufiger bereits eine ICD-Indikation besitzen.

Es gibt bis heute keine hinreichend exakte Diagnostik, um präoperativ ein geeignetes Zielgefäß festzulegen: Die schönste und anatomisch idealste Vene kann in einem Narbengebiet liegen oder eine intolerable Phrenicus-Reizschwelle aufweisen. Zwar ist die Zahl gerade phrenicusstimulationsbedingter Revisionen im Zeitalter vierpoliger Koronarsinus-Elektroden deutlich seltener geworden, spielt aber dennoch auch aktuell noch eine Rolle; auch im Verlauf kann durch Retraktion der Elektrode ein erheblicher Reizschwellenanstieg oder eine Phrenicusreizung zur operativen Revision zwingen.

Das in Abb. 3.15a und b gezeigte CRT-D-System bei einer 64-jährigen Patientin wies zunächst eine ausreichende Reizschwelle der anterolateral platzierten Elektrode auf.

Entweder eine leichte Retraktion und/oder fibrotische Auflagerungen an den elektrisch aktiven Anteilen der LV-Elektrode führten schließlich zur Indikation einer operativen Revision. Die posterolaterale Vene (Abb. 3.15c) lag bei Verwendung eines Ballonkatheters offenbar zu weit im Lumen des Koronarsinus und wurde nicht dargestellt

Nach Elektrodenrevision zeigt die Patientin im Vergleich zum Status nach Erstimplantation eine erhebliche Verbesserung ihrer Herzinsuffizienz bei stabilen Elektrodenwerte und deutlich größerem V-V-Delay (interventrikuläre Erregungsausbreitungszeit).

Nicht immer ist im Bereich der gewünschten Elektrodenposition eine ausreichend kaliberstarke, einigermaßen gerade verlaufende Vene vorhanden (Abb. 3.16).

Es gibt Patienten mit siphonartigen Veneneingängen oder extrem dünnlumigen Venen, bei denen eine transvenöse Platzierung zumindest erheblich erschwert ist.

Neben diesen Problemen kommt hinzu, dass die meist passiv durch Kurvenform der Elektrodenspitze im Venenlumen einliegenden Elektroden durch den der Spitze entgegenlaufenden Blutfluss und die Herzbewegung deutlich leichter als aktiv oder passiv fixierte rechtsatriale oder rechtsventrikuläre Elektroden dislozieren. Spätes-

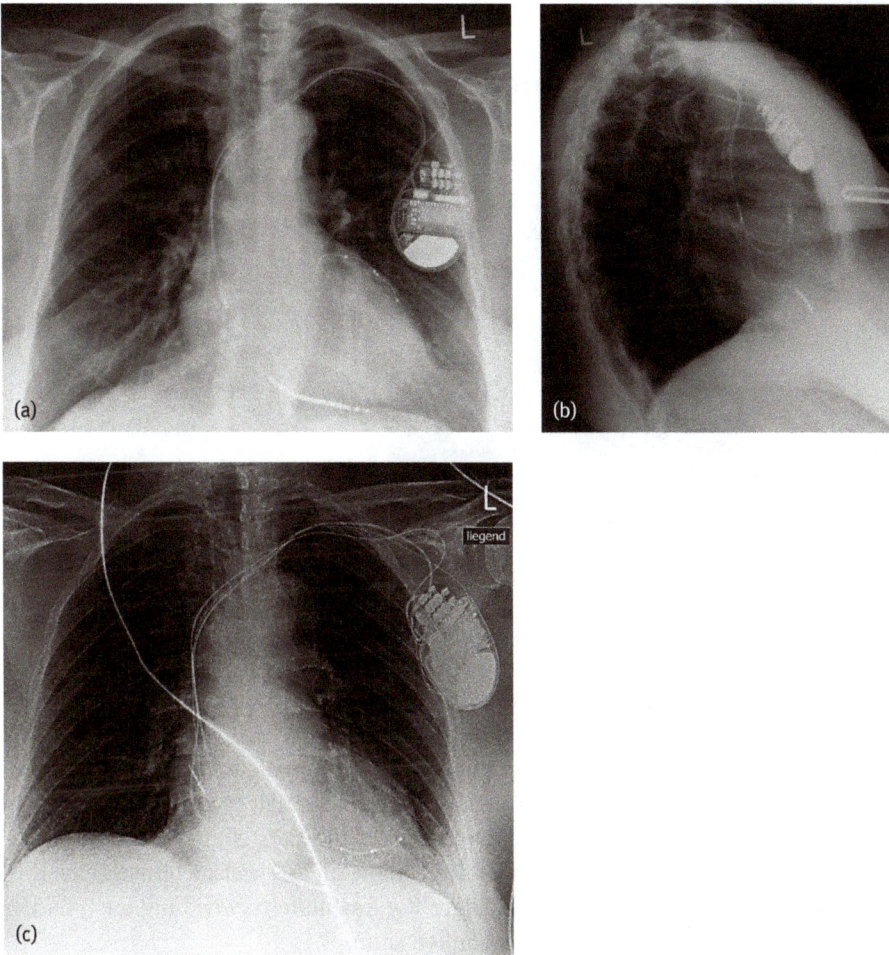

Abb. 3.15: a) Patientin mit CRT-D-System. Anterolateral platzierte, bisher klinisch unwirksame linksventrikuläre Elektrode (p.a.); b) Patientin mit CRT-D-System. Anterolateral platzierte, bisher klinisch unwirksame linksventrikuläre Elektrode (lateral); c) Patientin mit CRT-D-System. Nach Revision liegt die linksventrikuläre Elektrode in einer lateralen Vene.

tens nach zwei Dislokationen ist daher eine epikardiale Elektrodenanlage eine gute Alternative zu weiteren transvenösen Revisionen.

Hauptkritik der Implantation von linksventrikulären Elektroden via Koronarvenensinus ist die verglichen mit Einkammer- oder Zweikammer-Systemen deutlich längere Durchleuchtungsdauer. Ein mögliches Verfahren ist entweder die primäre Intubation der Patienten oder im Bedarfsfall und ein „Umstieg" auf eine epikardiale Sondeninsertion nach Erreichen eines selbst gesetzten Limits der Durchleuchtungs- und/oder Operationsdauer.

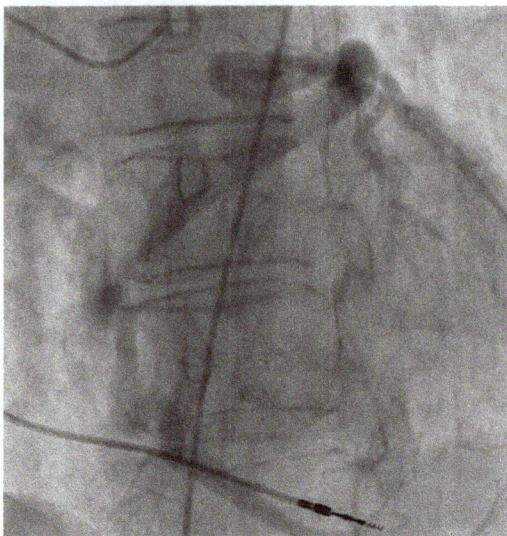

Abb. 3.16: Fehlen einer ausreichend kalibrierten lateralen oder posterolateralen Vene.

Da die Elektroden heute sehr dünnlumig und vor allem im Spitzenbereich flexibel sind, können viele anatomische Schwierigkeiten durch Techniken wie unterschiedlich starke PTCA-Drähte, Mandrins oder sogenannte Hybrid-Drähte überwunden und die Elektroden auch weit peripher implantiert werden.

In der Regel wird vor Platzierung der Elektrode eine Schleuse bis in den Koronarsinus vorgeschoben und primär ein Venogramm angefertigt. Hierfür wird einerseits zum Auffinden des Koronarsinus, andererseits für die Darstellung der Venen Kontrastmittel verabreicht. Die Patienten mit Indikation zur CRT weisen oftmals eine Niereninsuffizienz auf, die sich bei ausgiebiger Kontrastmittelverwendung auch dauerhaft bis hin zur Dialysepflichtigkeit verstärken kann.

Insofern lohnt es sich, entweder zunächst völlig auf eine Schleuse zu verzichten und die Elektrode mandringesteuert in eine laterale Vene zu platzieren, oder aber nach Platzieren der Schleuse zumindest zunächst auf ein Venogramm zu verzichten und einen PTCA-Draht oder direkt die LV-Elektrode mittels Over-the-wire-Technik oder Mandrin zu steuern. Bei vielen Anfragen für die Platzierung einer epikardialen Elektrode aufgrund einer fehlenden Zielvene gelingt bei diesem Vorgehen eine transvenöse Platzierung, da der Ballon-Katheter, der über die Schleuse im Koronarsinus inseriert wird, bereits distal größerer lateraler oder posterolateraler Venenäste zu liegen kommt.

Trotz erheblicher Kritik vornehmlich mit Extraktionen befasster Kollegen gibt es auch heute noch einige wenige Koronarsinuselektroden mit „aktivem Fixationsmechanismus" (z. B. Medtronic Attain Starfix®), bei denen entweder mehrere Krempen aus Hartplastik sich in dem Venenlumen festsetzen (Abb. 3.17) oder kleine Drahtvorsprünge oder Helices, mit denen die Elektrode im Lumen befestigt wird.

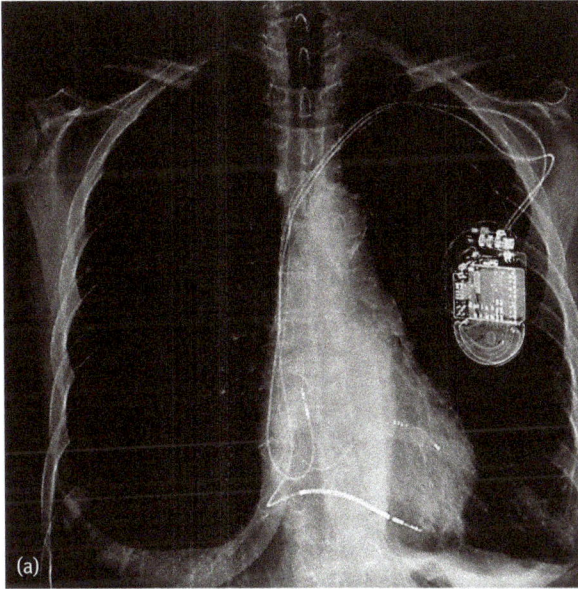

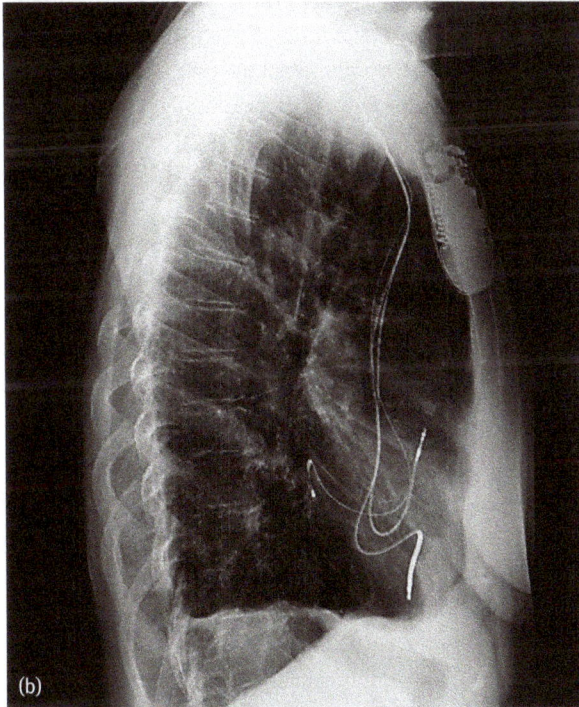

Abb. 3.17: a) Radiologisches Erscheinungsbild einer so gut wie unmöglich transvenös zu extrahierenden linksventrikulären Elektrode (p.a.); b) radiologisches Erscheinungsbild einer so gut wie unmöglich transvenös zu extrahierenden linksventrikulären Elektrode (lateral).

Das erhebliche Risiko einer Venenverletzung im Rahmen einer Extraktion ist durchaus gegeben und erfordert bei entsprechender Fibrose gegebenenfalls eine primär offene Extraktion mit Anschluss einer Herz-Lungen-Maschine. Selbst während einer „offenen Extraktion" über eine Sternotomie ist es bei Zerreißen einer großen Koronarvene nicht banal, eine suffiziente Blutstillung zu erreichen.

3.3 His-Bündel-Stimulation

Die His-Bündel-Stimulation erfolgt durch ein simultanes elektrophysiologisches Mapping einer rechtsatrial platzierten starren Schraubelektrode, um eine physiologische Erregungsausbreitung bei Patienten mit suprahissären Blockbildern zu erreichen und damit eine mögliche durch rechtsventrikuläre Stimulation induzierte Kardiomyopathie zu verhindern. Es gibt sehr unterschiedliche Techniken mit entsprechend besseren oder schlechteren Ansprech- und Komplikationsraten. Die selektive His-Stimulation ohne simultane Stimulation des Ventrikelmyokards gilt als bestes Verfahren, jedoch erweisen sich Stimulationsorte am eher distalen Reizleitungssystem im Bereich des linksseitigen Bündels als deutlich stabiler. Spezifische Komplikationen betreffen eher Dislokationen und Reizschwellenerhöhungen, teilweise wird bei der selektiven His-Bündel-Stimulation bei bereits initial hohen Reizschwellen die Implantation einer konventionellen RV-Elektrode als „Backup" bei abhängigen Patienten mit Anschluss eines CRT-P-Gerätes empfohlen [17].

3.4 Kardiale Kontraktilitätsmodulation (CCM)

CCM-Systeme haben sich in den letzten Jahren von einem System mit drei Elektroden und riesiger Batterie zu einem System mit zwei rechtsventrikulären Elektroden und einem Gerät, dessen Größe mit 36 cm^3 zwischen einem Schrittmacher und einem Defibrillator liegt, entwickelt (Abb. 3.18).

Für das Ansprechen der Herzinsuffizienztherapie ist die septale Lage beider, mindestens aber einer Elektrode entscheidend.

Viele Patienten haben bereits eine zumindest ICD-pflichtige Herzinsuffizienz bei Fehlen eines Linksschenkelblockes. Somit ist eine Aufrüstung zu einem CRT-D-System nicht indiziert. Derzeit gibt es noch kein Gerät, das die CCM-Funktion und die ICD-Funktion integriert anbietet.

Dementsprechend bleibt es bei Patienten mit ICD-Indikation ohne Linksschenkelblock die einzige Möglichkeit, sowohl einen ICD als auch ein CCM-Gerät zu implantieren (Abb. 3.19a–c). Bei dem gezeigten Patienten ist im p.a.- und Seitbild erkennbar, dass die weiter kranial liegende CCM-Elektrode nicht ideal septal platziert ist (Abb. 3.19a,b), was gegebenenfalls zu einem Therapieversagen führen kann.

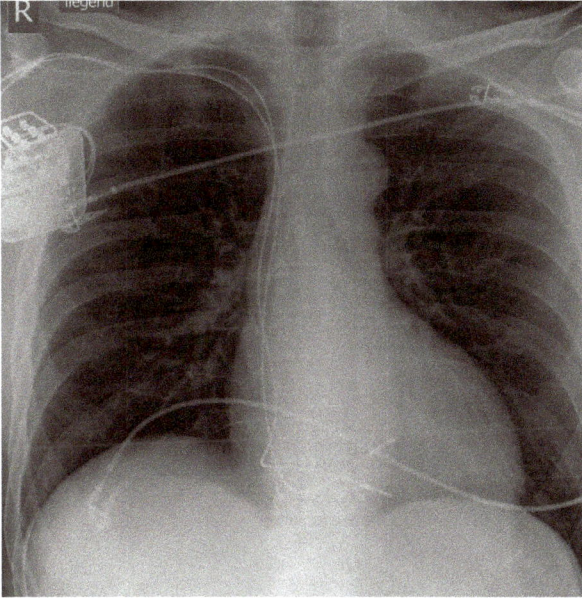

Abb. 3.18: Röntgenbild eines Patienten nach CCM-Implantation mit zwei septal implantierten Elektroden.

Nach Korrektur (Abb. 3.19c) hat der Patient bereits früh postoperativ eine deutliche Verbesserung seiner Dyspnoe und der allgemeinen Belastungsfähigkeit bemerkt.

Die CCM-Therapie wird von vielen kardiologischen Kollegen wegen der zusätzlichen Elektroden und dem erheblichen Fremdmaterial, das oft zusätzlich zu ICD- bzw. CRT-D-Geräten kontralateral implantiert wird, eher gemieden. Gerade bei jungen Patienten ist es in der Tat eine schwierige Entscheidung, gegebenenfalls bereits zu einem frühen Zeitpunkt der allerdings fortgeschrittenen Herzinsuffizienztherapie den Worst Case einer Systeminfektion des lebensrettenden ICD-Systems bei bereits kontralateral implantiertem CCM-System zu erleben, da dann die Alternativen erheblich komplexer werden.

Daher ist es gerade bei jüngeren Patienten eher anzuraten, auch bei einer Klasse-IIa-Indikation zusätzliche Elektroden zu vermeiden und eher dysfunktionale Elektroden zu entfernen. Die Relevanz bezüglich der Vermeidung von Elektrodenendokarditiden durch Verminderung der Fremdkörper wird kontrovers diskutiert, jedoch ist bei mehr als fünf Elektroden mit einem erhöhten Risiko für Komplikationen wie Stenosen oder Verschlüssen der V. cava superior zu rechnen.

In Abb. 3.20a,b sind die präoperativen Röntgenbilder eines 52-jährigen Patienten zu sehen, der nach Einkammer-ICD-Implantation links und CCM-Implantation rechts vor 6 Jahren eine Elektroden-Dysfunktionen beider Systeme aufweist.

Bei schlichter Neuimplantation weiterer Elektroden verbleiben rechnerisch sechs Elektroden intravasal, was angesichts des Lebensalters schwer akzeptabel erscheint.

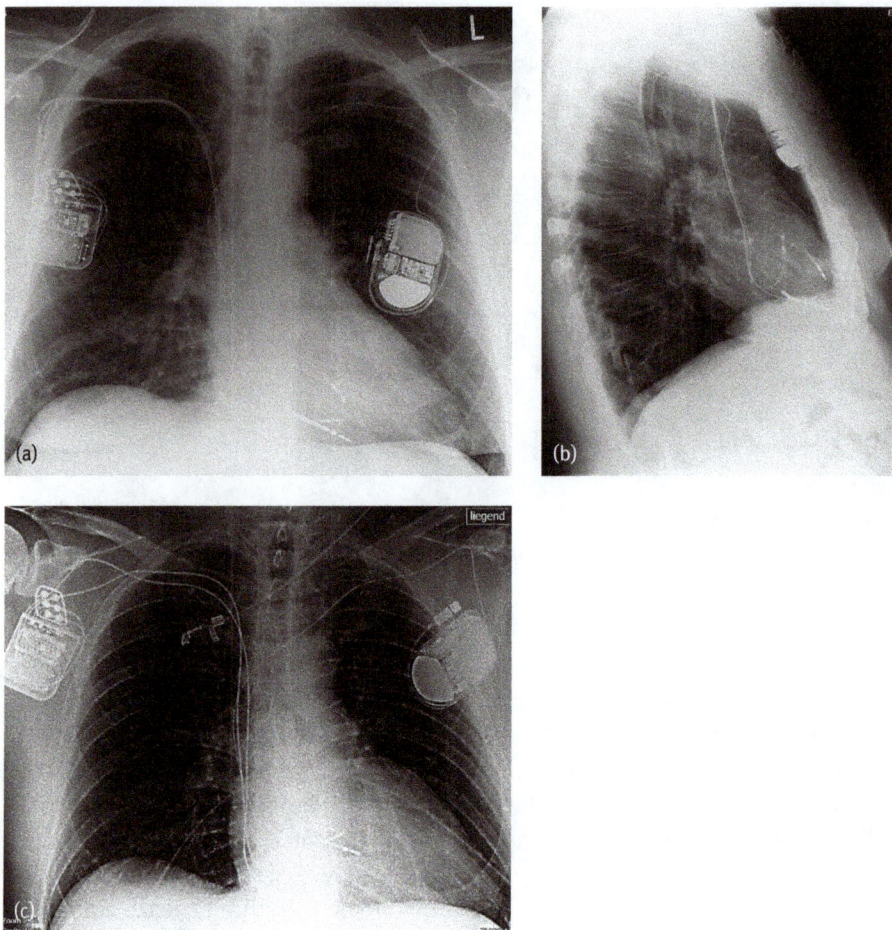

Abb. 3.19: a) Herzinsuffizienter Patient mit Indikation zu einem ICD und bei fehlendem Linksschen-kelblock und einer linksventrikulären Ejektionsfraktion > 25 % zu einem CCM-System mit fehlendem Ansprechen auf die CCM-Therapie (pa-Aufnahme); b) Gleicher Patient wie in Abb. 3.19a, laterale Auf-nahme; c) septale Lage beider CCM-Elektroden nach Revision.

Zudem benötigt er wegen eines Knieleidens MRT-Untersuchungen, die damit nicht mehr erfolgen könnten.

Daher war es letztlich der Patientenwunsch, sämtliche Elektroden ausgetauscht zu bekommen, was unter Einsatz einer mechanisch kontrolliert drehenden Schleuse gelang (Abb. 3.20c).

Beidseitige simultane Eingriffe sind kein Standard, zumal bei möglicherweise notwendiger Gefäßpunktion dann die Gefahr eines beidseitigen Pneumothorax be-stünde. Hier wurden die Elektroden über Schleusen gewechselt und es war keine Punktion erforderlich. Zudem wünschte der Patient keinen zweiten Aufenthalt, um

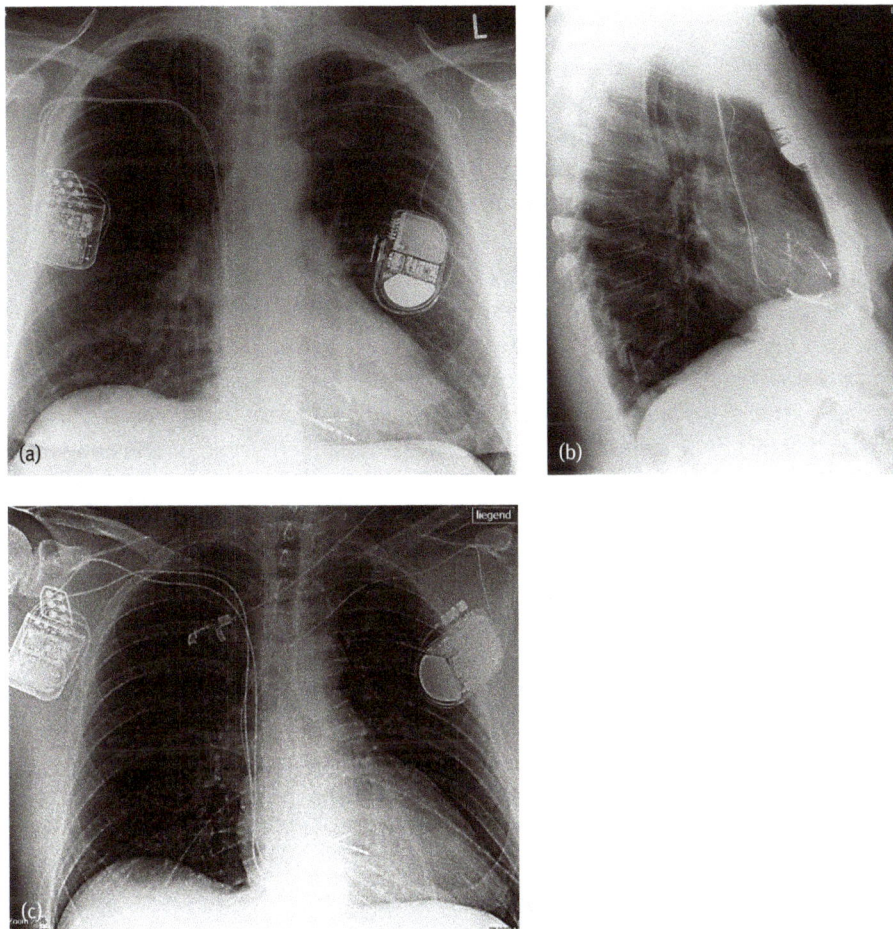

Abb. 3.20: a) CCM-System rechts und Einkammer-ICD mit nach 6 Jahren jeweils dysfunktionalen Elektroden, p.a.-Ansicht; b) CCM-System rechts und Einkammer-ICD mit nach 6 Jahren jeweils dysfunktionalen Elektroden, Seitansicht; c) CCM-System rechts und Einkammer-ICD nach vollständigem Austausch.

zunächst das vitale System (ICD), später in einem zweiten Aufenthalt das CCM-System revidieren zu lassen. Vorteil bei dem simultanen Vorgehen ist die unmittelbare Möglichkeit, bei einer kontralateralen Elektrodendislokation eine Korrektur vorzunehmen. Dennoch ist es aus oben genannten Gründen kein Standard.

3.5 Epikardiale Elektroden

Epikardiale Elektroden sind heute mit transvenösen Elektroden hinsichtlich Haltbarkeit und Entwicklung der Parameter weit überwiegend vergleichbar [18]. Insofern ist es vorteilhaft, bei relativ wahrscheinlicher Indikation für ein Schrittmachersystem nach offenen Operationen epikardiale Elektroden bereits zu platzieren, zumal die hämodynamisch günstigere linksventrikuläre Sondenlage meist ohne viel Aufwand während der Reperfusion gut erreichbar ist. Die kardiale Platzierung ist allerding nur ein Teil des Prozedere, denn wenn der Konnektorstift nicht retropektoral, subkostal oder epigastrisch, sondern intraperikardial belassen wird, ist eine aufwendige Prozedur zur Bergung des Konnektorstiftes notwendig. Beispielhaft ist die offene Extraktion eines aufwendig und über mehr als 25 Jahre hinweg implantierten DDDR-Schrittmacher-Systems bei massiven Vegetationen an den Elektroden, wonach der Anschluss des neuen Systems durch die intraperikardial verbliebene Konnektorspitze erheblich erschwert war (Abb. 3.21).

Quasi als „Nebenbefund" findet sich in Abb. 3.21 der transpulmonal reichende Rest des ursprünglichen VVI-Schrittmachersystems. Da Elektroden ohne sichtbare Vegetationen einen Focus für Endokarditiden darstellen können, ist es prinzipiell korrekt, intraoperativ entweder zunächst Teile des Systems bis auf Höhe der V. cava superior zu entfernen und später Aggregat und Elektrodenrest zu entfernen. Hier wurde lediglich die Elektrode zunächst aus dem Cavum entfernt und ist vermutlich im Rahmen der Dekanülierung wieder über die Trikuspidalklappe in den Ventrikel bzw. über den Ventrikel bis in die A. pulmonalis gelangt.

Die Implantation epikardialer, vor allem bei Platzieren linksventrikulärer Ventrikelelektroden ist eine gute Möglichkeit, mit einer einzigen Operation simultan eine

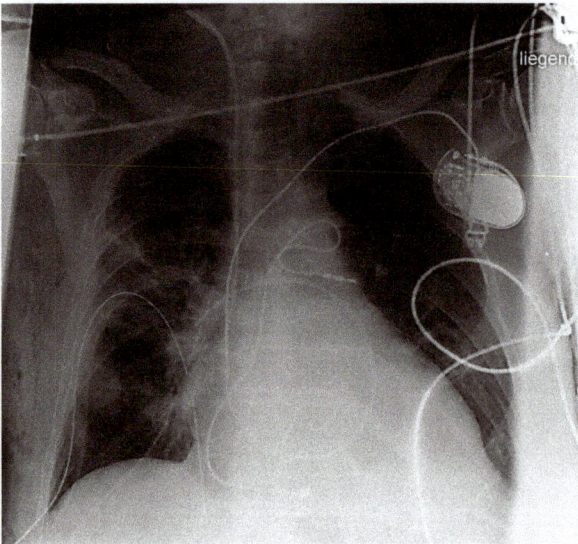

Abb. 3.21: Intraperikardiale Position des mit Blindkappe isolierten Anteils der epikardialen Elektrode nach offener Mitralklappenoperation im Rahmen einer Endokarditis.

optimale Gerätetherapie mit einer Extraktion zu verbinden; damit vermindert sich das Risiko einer möglichen Reinfektion und dies erlaubt die Minimierung des Krankenhausaufenthaltes.

4 Elektrodenfixation

4.1 Fixation im Bereich der kardialen Strukturen

Die Fixation der transvenösen standardrechtsatrialen und -rechtsventrikulären Elektroden erfolgt mittels Mandrins, die in der Elektrodenpackung mitgeliefert werden. Hierbei handelt es sich bei aktiv fixierbaren Elektroden um gerade und vorgebogene Mandrins zur Platzierung der Elektrodenspitze im rechten Ventrikel und Atrium inklusive des Vorhofdaches und des Vorhofohres.

Diese Mandrins füllen vor allem bei den modernen Elektroden das Lumen so gut wie vollständig aus und können bei Blutresten durchaus im Lumen der Elektrode feststecken. Wird nicht die Konsequenz gezogen, die gesamte Elektrode zu wechseln, können die relativ harten Mandrins sich durch die Isolation der Elektrode in das Gewebe bohren und einen Kurzschluss der Stimulation mit resultierendem Exitblock, gegebenenfalls auch ein Oversensing erzeugen (Abb. 4.1). Ist der Patient dabei weitgehend asymptomatisch, kann es sein, dass der Befund bis zum Hautdurchtritt unerkannt bleibt, sofern kein oder geringer Stimulationsbedarf besteht (siehe Abb. 3.3).

Bei der Patientin mit dem Befund in Abb. 4.1 trat bereits wenige Wochen postoperativ ein deutlicher Leistungsknick bei initial hervorragendem Ansprechen auf die CRT-Therapie auf.

Weiterhin kann es beim Entfernen festsitzender Mandrins vorkommen, dass die Elektrode in ihrer Integrität zerstört wird (Abb. 4.2).

Da es in der Regel nicht für eine problemlose und schnelle Implantation spricht, wenn Koagel bereits so weit fortgeschritten sind, dass ein Elektrodenlumen nicht mehr passierbar ist, ergibt sich, dass die Konsequenz eines Elektrodenwechsels nicht

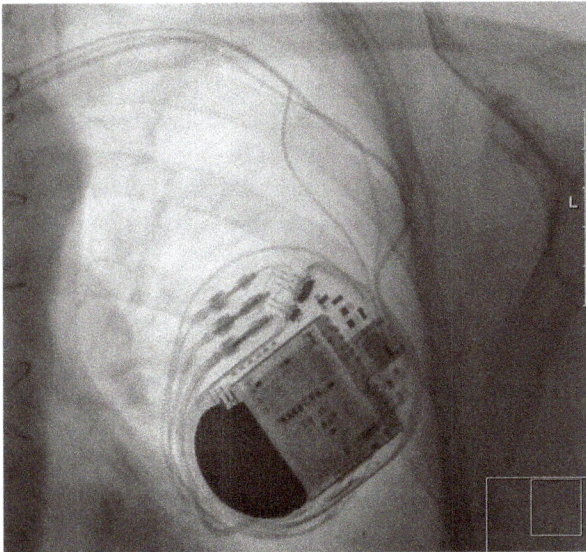

Abb. 4.1: Abgeschnittener Mandrin, der im p.a.-Bild einer rechtswinkligen Abknickung der linksventrikulären Elektrode mit nach lateral durchbrochener Elektrodenisolation entspricht.

https://doi.org/10.1515/9783110654257-004

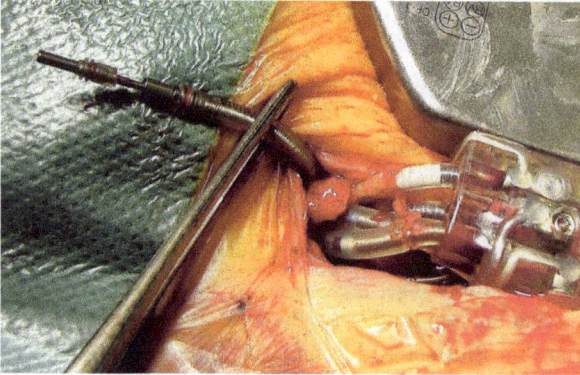

Abb. 4.2: Befund nach kraft-
vollem Entfernen eines durch
Blut stark adhärenten Mandrins.

immer erfolgt und eine solche Elektrode an einen Header angeschlossen wird. Die
Elektrode kann beinahe nur noch unipolar funktionieren, da durch die Elektrodenstreckung der ringkorrespondierende Anteil selbst bei korrekter Lage der Elektrodenspitze im Konnektor nicht erreicht wird. Bei dem Patienten mit dem Befund in
Abb. 4.2 hatte das Aggregat jeweils für die Spitze und den Ring eigene Madenschrau-
ben; da die Elektrode selbst mit diesem Befund elektrisch noch ausreichende Werte
aufwies, wurde die Elektrode trotz des Befundes rekonnektiert, was im Zweifelsfall
zu einer Elektrodendysfunktion mit entsprechenden Folgen führen kann.

4.2 Fixation im Bereich des Sleeves

Die Fixation der Elektroden im Bereich der Sleeves ist in den meisten Hersteller-Ma-
nuals als Zeichnung dargestellt: Eine Ligatur erfolgt zunächst, um den Sleeve an der
Elektrode zu fixieren und zwei weitere Ligaturen werden unter Mitnahme einer Faszie gezeigt. Was nicht gezeigt werden kann, ist beispielsweise die Festigkeit der Knoten. Auch das verwendete Nahtmaterial bleibt dem Implantierenden überlassen. Gelegentlich findet sich eine gewisse Diskrepanz zwischen dem OP-Bericht, in dem eine
Fixation mittels Naht explizit aufgeführt wird und dem Folgebefund 6–7 Jahre später. Vermutet werden kann die Verwendung resorbierbaren Materials oder eines Text-
makros.

In der Praxis werden aber weit überwiegend geflochtene, nicht resorbierbare
Nähte jeglicher Stärke verwendet. Die Spanne reicht von 0er Seide bis 5/0 Mersile-
ne® oder Ethibond®. Gelegentlich finden sich auch heute noch nichtgeflochtene
Nahtmaterialien, die vor allem bei wenig subkutanem Fettgewebe durchaus zu Haut-
perforationen führen können.

4.2.1 Zu festes Anknoten des Sleeves

Mit allen Nahtmaterialien kann es gelingen, bei zu festem Anknoten ein Durchschneiden der Elektrode zu bewirken (Abb. 4.3).

Um ein zu festes, aber auch zu lockeres Festziehen zu vermeiden, haben einige Hersteller „gefensterte" Sleeves, die sich mit zunehmendem Anziehen des Knotens schließen. Somit soll eine maximale Zugkraft visualisiert werden, um Elektrodenschäden im Bereich der Sleeves zu vermeiden. Leider klappt das nicht immer und das Gros der Hersteller verzichtet auf diese Möglichkeit einer zumindest groben Kontrolle.

Besonders festes Anknoten bzw. ein vermutlich nicht intendierter Stich durch Sleeve und Elektrode ist ebenfalls keine gute Idee, um die Verschieblichkeit des Sleeves gegenüber der Elektrode zu minimieren, da der Isolationsdefekt bereits mit der Fixation entsteht (Abb. 4.4).

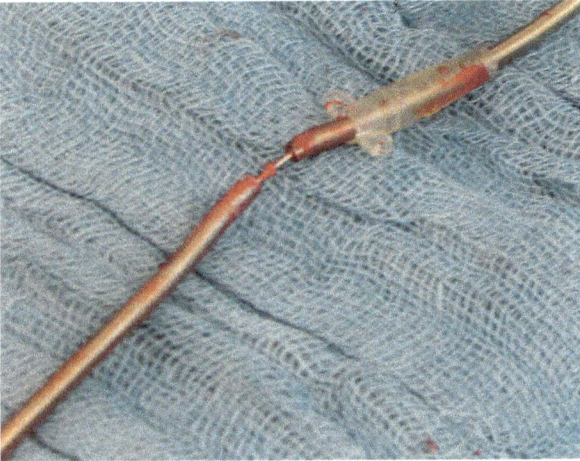

Abb. 4.3: Durchschneiden der äußeren Isolation, des Außenleiters und der inneren Isolation durch einen zu fest angezogenen Faden um den Sleeve, der vor dem Foto entsprechend verschoben wurde.

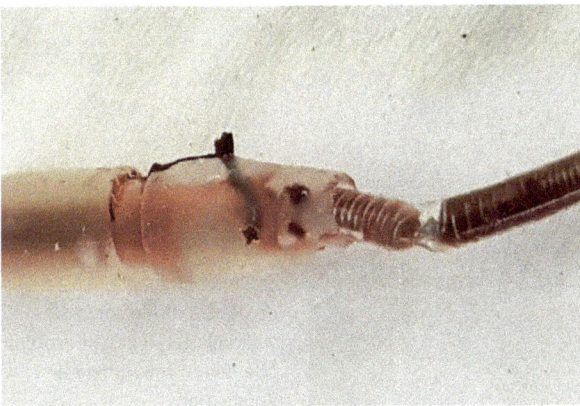

Abb. 4.4: Durch sehr festes Zuknoten gebrochener Elektrodenleiter, zusätzlich mit einer Naht durchstochener Sleeve.

Abgesehen von dem Hauptbefund in Abb. 4.4 war noch eine zusätzliche Ligatur direkt um die Leiter vorhanden, die scharf getrennt wurde. Immer wieder finden sich Reste sogenannter „Hämostasenähte", die distal der Sleeves nicht selten um sämtliche Elektroden fixiert werden (Abb. 4.5); auch diese Nähte bedeuten per se eine Verletzung der Integrität der Isolation.

Manchmal wundert man sich über die Festigkeit der Sleeves, wenn extrem eng gewundene Schleifen im Bereich des pektoralen Elektrodenrestes vorliegen (Abb. 4.6).

Prinzipiell ist eine enge Schleifenbildung so lange unproblematisch, bis Isolationsdefekte durch den Druck der Innenleiter entstehen. Da die Innenleiter ihrerseits gerade bei ICD-Elektroden meist ummantelt sind, kann es sein, dass elektrisch keine

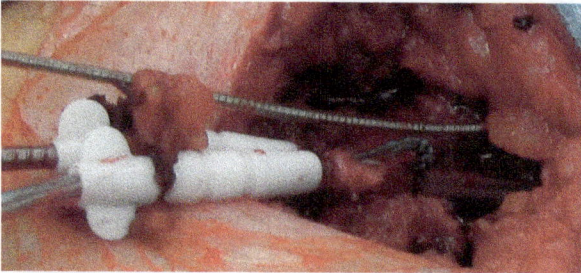

Abb. 4.5: Befund einer „Hämostase-Naht", die beide Elektroden zusammenfassen und weit überwiegend distal der Sleeves angebracht ist.

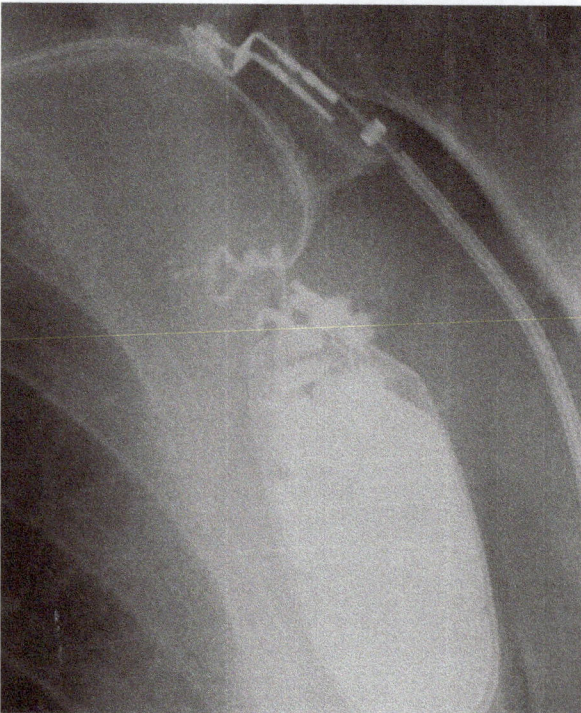

Abb. 4.6: Ungewöhnlich enge Schleifenbildung durch Torsion der Elektrode entweder während der Aggregatinsertion oder bereits im Vorfeld der Konnektion.

Auffälligkeiten im Rahmen der Abfrage zu beobachten sind. Um die Festigkeit der Naht nicht auf die Probe zu stellen, potenzielle Isolationsdefekte und damit Bilder wie in Abb. 4.6 zu vermeiden, ist eine „gerade" Konnektion ohne Schleifenbildung zwischen Sleeve und Konnektor entscheidend. Weiterhin ist selten mehr als eine Drehung des Aggregates nach Elektroden-Konnektion notwendig, um eine, maximal zwei Schleifen dorsal des Aggregates zum Verwahren des Elektrodenrestes zu bilden.

4.2.2 Zu lockeres Anknoten des Sleeves

Bei Revisionen, teilweise auch im Rahmen von Aggregatwechseln kann es durchaus vorkommen, dass sich Elektroden durch liegende, auch angeknotete Sleeves hindurch relativ leicht bewegen lassen. Grund hierfür kann entweder ein primär zu vorsichtiges Anziehen des Knotens sein. Allerdings können solche Befunde auch bei Fixationen der Elektroden mit tiefem muskulären Stich vorkommen; mit der Zeit atrophiert der Muskel im Bereich des Stiches und die zuvor feste, dichte Muskelschicht gibt nach und führt zu einer Lockerung der Fixation. Vor allem wenn nur ein oder zwei Fixationsnähte erfolgt sind und keine isolierte Ligatur um den Sleeve ohne Gewebe geführt wird, kann es zu Lockerungen kommen. Diese sind klinisch oftmals unerkannt, bis beispielsweise nach einem Aggregatwechsel eine plötzlich steilgestellte Elektrode zu sehen ist (der Aggregatwechsel erfolgt in der Regel ohne intraoperative Röntgenkontrolle der Elektrodenlage). Eine weitere Option ist die Entwicklung eines

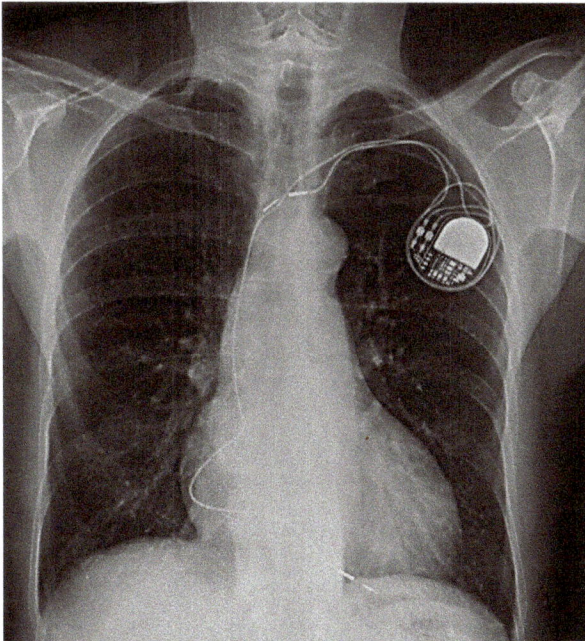

Abb. 4.7: Twiddler-Syndrom der Vorhofelektrode mit Retraktion der Elektrode bis in den Bereich der V. anonyma.

sogenannten „Twiddler-Syndroms", bei dem sich häufig eine Elektrode selbst bei mehreren implantierten Elektroden zurückzieht (Abb. 4.7).

Neben einzelnen Elektroden kommt es durchaus vor, dass sich sämtliche Elektroden (Abb. 4.8a–c,) retrahieren bzw. sich aus den kardialen Strukturen zurückziehen.

Wie in Abb. 4.8c zu sehen, sind bereits deutlich sichtbare Bindegewebsbrücken zwischen den Elektrodenschleifen entstanden. Die Patientin war kardial symptomfrei und der Befund erst durch die Abfrage mit fehlender Wahrnehmung, niedriger Impedanz und ineffektiver Stimulation festgestellt.

Zudem ist in Abb. 4.8c gut erkennbar, dass bei Zuknoten der Fixationsnaht durchaus mit viel Kraft agiert wurde, so dass ein zu kräftiges Anziehen des Sleeves nach dessen Durchtrennung zu einer relativ losen Naht um die Elektrode führt, die

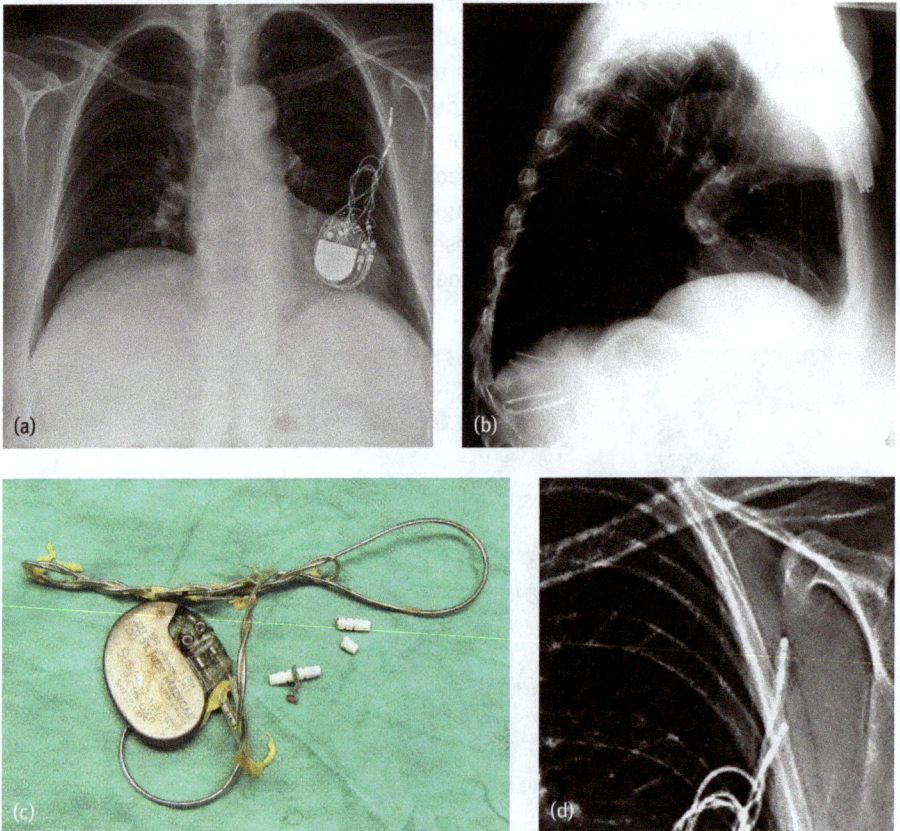

Abb. 4.8: a) Vollständige Retraktion beider Elektroden bis in den Taschenbereich (p.a.-Sicht); b) vollständige Retraktion beider Elektroden bis in den Taschenbereich (laterale Sicht); c) explantiertes System der Befunde von a,b mit bereits fibrotisch fixierten retrahierten Schleifen; d) durchtrennter Sleeve bei vollständig retrahierter Vorhof- und Ventrikelelektrode.

dann keine stabilisierende Funktion mehr ausüben kann. Retrospektiv war der völlig durchtrennte Sleeve bereits im Röntgenbild erkennbar (Abb. 4.8d).

Ist der Sleeve durchtrennt, bekommt die Elektrode trotz der Naht genug Spiel, um wie bei der anderen, zu lockeren Naht gegebenenfalls beide Elektroden bis in die Tasche zu retrahieren; die gezeigten Befunde bestanden bei einer 82-jährigen Patientin, die 6 Monate zuvor die Schrittmacherimplantation aufgrund einer perioperativen Bradykardie im Rahmen einer onkologischen gynäkologischen Operation erhielt. Da sie bis auf Muskelschmerzen am linken Brustmuskel aufgrund einer permanenten Stimulation mit mit einer Frequenz von 60 Impulsen pro Minute vollständig asymptomatisch war, in Ruhe vollständig asymptomatisch war, wurde das System ersatzlos entfernt.

Es gibt durchaus kritische Stimmen, die nicht bei jedem Twiddler-Syndrom den Operateur als Schuldigen sehen. In der Tat gibt es Patienten, die mit ihrem Gerät „spielen", sofern es subfaszial, besser noch tatsächlich subkutan implantiert ist. Zu erkennen ist dies relativ leicht, wenn ein Patient das Gerät „umklappt", so dass im Röntgenbild der Konnektorblock in einer inversen Position verglichen mit dem postoperativen Befund steht.

Bei submuskulärer Lage ist es beinahe ausgeschlossen, dass der Patient „mitspielt"; hier ist es in der Regel die Operationstechnik bzw. ein zu spannungsreiches Anlegen der Elektrodenschleifen (Abb. 4.9), die dem Twiddler zugrunde liegen.

Wie in Abb. 4.9 gut erkennbar, führt Spannung auf der Elektrode, die weit überwiegend tatsächlich linksventrikuläre Elektroden nach langwieriger Platzierung betrifft, bei einem Spannungsausgleich zu einer Elektrodenretraktion. Ob hierbei die enge Schleifenbildung, oder die Restspannung des Elektrodenkörpers im Bereich der kardiovaskulären Strukturen nach Schleusen-gestützter Implantation ursächlich ist, lässt sich nicht abschließend klären. Beide Faktoren spielen jedoch bei vielen Twiddler-Syndromen neben der zu lockeren Befestigung des Sleeves eine erhebliche Rolle.

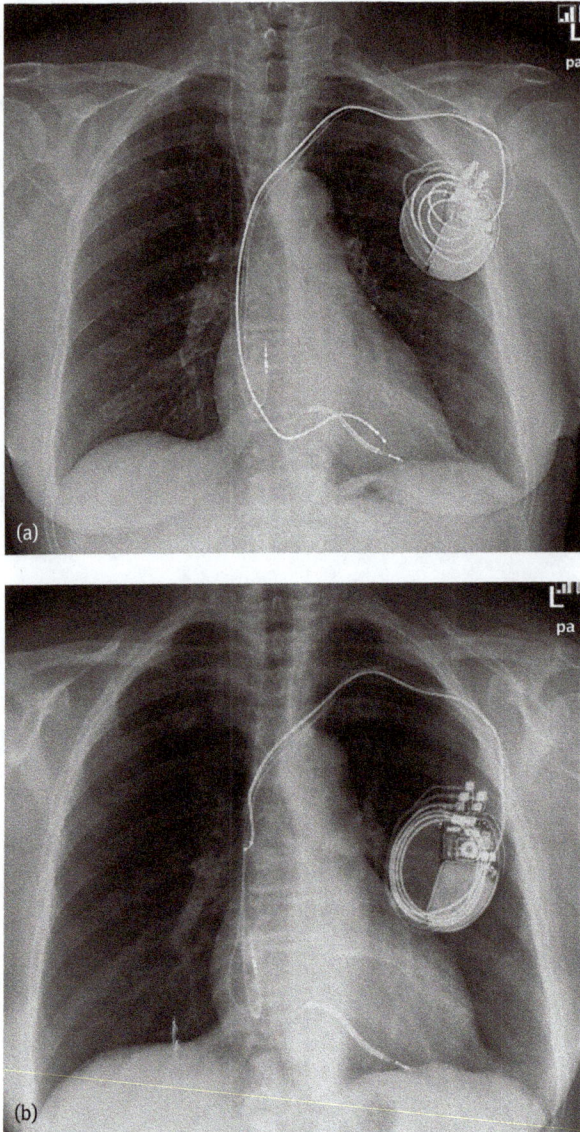

Abb. 4.9: a) Etwas enge, jedoch insgesamt sorgfältige Schleifenbildung dorsal des CRT-D-Aggregates unmittelbar postoperativ; b) bis auf Höhe der V. cava superior retrahierte linksventrikuläre Elektrode mit nun recht regelmäßiger Schleifenbildung dorsal des Aggregates.

4.3 Fixation von Elektroden ohne Sleeves

In der Praxis gibt es Kollegen, die die Sleeves primär entfernen und Ligaturen mehr oder minder fest direkt um die Isolation knoten. Die Rationale ist, weniger Fremdmaterial zu belassen, jedoch bedeutet eine Ligatur direkt um die Isolation eine Isolationsverletzung, mindestens aber eine „Sollbruchstelle" der Isolation, gegebenenfalls auch des Innenleiters. Insofern entspricht eine Fixation der Elektrode direkt um die

Isolationsschicht (s. Abb. 4.5) oder um einen nicht Sleeve-bewehrten Teil innerhalb der V. cephalica einer vom Hersteller nicht vorgesehenen Vorgehensweise und ist damit nicht „lege artis".

4.4 Fixation stillgelegter Elektroden

Wird ein Aggregat komplett entfernt und keine Elektrodenextraktion vorgenommen, ist der Verschluss der Elektrode mit einer Blindkappe erforderlich, um transkutan applizierte elektrische Impulse (TENS etc.) nicht intramyokardial zu transferieren und damit potenziell lebensbedrohliche Herzrhythmusstörungen zu induzieren. Da der Patient ohne Schrittmacher meist keinen Ausweis mit sich trägt, kann der Umstand einer verbliebenen Elektrode unentdeckt bleiben.

Wird eine stillgelegte Elektrode subkutan belassen und nicht subpektoral in eine entsprechende Tasche verbracht, besteht die Gefahr einer transkutanen Elektrodenperforation, da die Elektrode entsprechend der Patientenbewegung den Weg des geringsten Widerstandes sucht, der im Thoraxbereich vor allem bei älteren Patienten mit ausgedünnter Cutis der Haut entspricht. Auch wenn genügend Schleifenmaterial zur Verfügung steht, um die Elektrode spannungsfrei in einer submuskulären Tasche zu platzieren, bietet die Fixation der Elektrode im Bereich der Blindkappe an der Dorsalseite der Tasche eine zusätzliche Sicherheit.

Damit kann man die Extraktion von Elektrodenfragmenten aufgrund einer weit kaudal migrierten Elektrodenspitze mit kutaner Perforation vermeiden. Da bei dem 83-jährigen Patienten mit dem in Abb. 4.10 gezeigten Röntgenbild neben der kutanen Perforation im Bereich der Elektrodenspitze ohnehin bei einer vorbestehenden

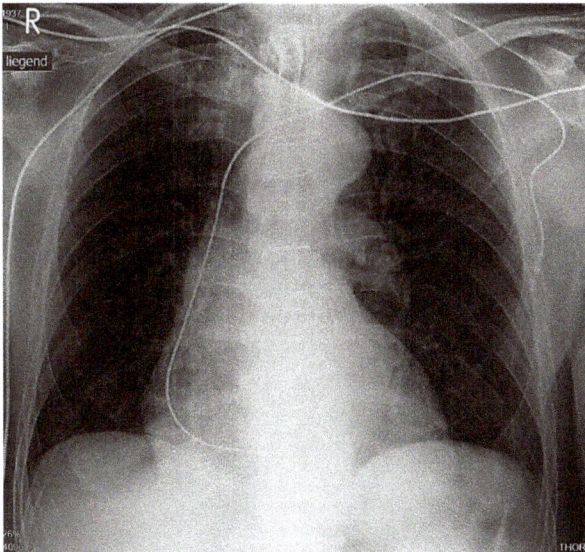

Abb. 4.10: Nicht fixierte, stillgelegte Elektrode nach Aggregatentfernung.

Tascheninfektion eine Klasse-I-Indikation zur Extraktion bestand, wäre die weitere Komplikation vermeidbar gewesen. Hier war der Versuch unternommen worden, die Tascheninfektion allein durch Extraktion des Aggregates zu beherrschen.

Elektrodenreste sind allerdings auch beispielsweise im Rahmen von Systemwechseln eine häufige Quelle für Extraktionen, insbesondere nach kurzem Abschneiden und fehlender Fixation.

5 Taschenpräparation

Bei Präparation der Tasche ist es nicht nur sinnvoll, den Patienten nach Gewohnheiten und Präferenzen aufgrund von Beruf, Sport oder Freizeit in die Planung einzubeziehen. Auch heute noch gibt es Zentren, die prinzipiell Schrittmacher rechts und ICD-Systeme links implantieren. Die Rationale ist, bei eventueller Aufrüstung die Schrittmacherelektroden zu belassen, das Aggregat zu entfernen und eine de novo Implantation des ICD-Systems linksseitig durchzuführen. Zwar ist dies eine risikoarme Vorgehensweise, jedoch sind damit künftige Zugangswege im Falle einer Sondenendokarditis, bei der sämtliche Elektroden beidseits entfernt werden, deutlich limitiert.

5.1 Subfasziale Taschenpräparation

Viele ältere Patienten weisen bereits eine sehr dünne Subkutanschicht auf, so dass selbst bei korrekter subfaszialer Lage zwar keine Perforation droht, wohl aber Spür- und Sichtbarkeit des Aggregates zumindest als unschön empfunden werden. Betreut man die Patienten im Langzeit-Verlauf, wird sehr deutlich, dass zum Zeitpunkt der Erstimplantation die Tasche völlig andere Anforderungen stellt, als einige Jahre später. Abb. 5.1a zeigt das Beispiel einer zum Zeitpunkt der Erstimplantation 65-jährigen Patientin in gutem Allgemein- und Ernährungszustand, die wegen rezidivierender ventrikulärer Tachyardien bei intermittierendem Vorhofflimmern ein Zweikammer-ICD-System erhielt.

Drei Jahre später erfolgte ein Mitralklappenersatz bei schwerer Mitralklappeninsuffizienz. Danach kam es zu einer progredienten kardialen Kachexie, weswegen das primär subfaszial implantierte Gerät sich nach 7 Jahren zum Zeitpunkt eines geplanten Aggregatwechsels bei Armluxation deutlich vom Thorax entfernt (Abb. 5.1b); es liegt unter einer hauchdünnen, jedoch noch vollständig intakten Hautschicht, die das Aggregat wie ein Vakuum umschließt.

Bei primär submuskulärer Aggregatimplantation wäre eine solche Gerätemigration nicht möglich gewesen. Zum Zeitpunkt der Erstimplantation bestehende ausreichende Schichten für eine subkutane Implantation dünnen im Verlauf aus. Insofern ist der mögliche Langzeitverlauf in die Operationsplanung aufzunehmen, wobei eine primär subpektorale Geräteposition zwar nicht immer, aber häufig erhebliche Vorteile hinsichtlich oben genannter Probleme bietet. Gleiches gilt für die Fixation der Sleeves, die bei sehr oberflächlicher Lage ebenfalls Arrosionen auslösen können.

Bei einer technisch einwandfreien Implantation subfazial oder submuskulär ist selbst bei erheblicher Gewichtsabnahme des Patienten nicht mit Befunden wie in Abb. 5.2 gezeigt zu rechnen.

Hier wurde das Gerät augenscheinlich ohne schichtweise Präparation nach kaudal gedrückt, wo der Weg des geringsten Widerstandes im Bereich der Subcutis liegt. Die Haut bietet unter Spannung keine Barriere mehr. Wäre die Haut noch intakt und

https://doi.org/10.1515/9783110654257-005

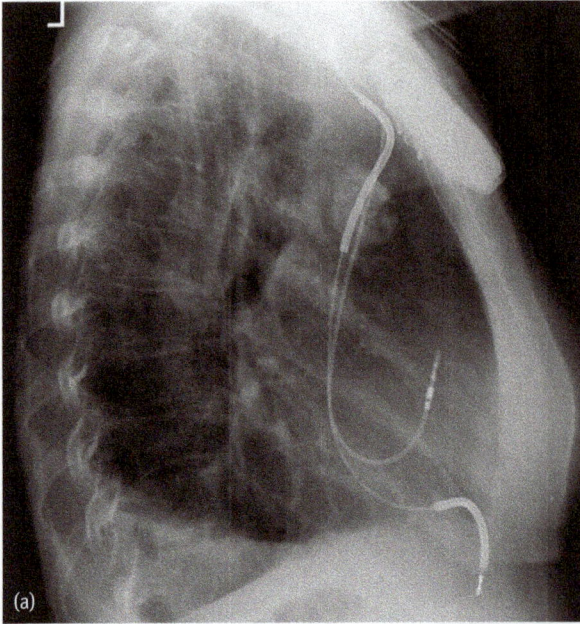

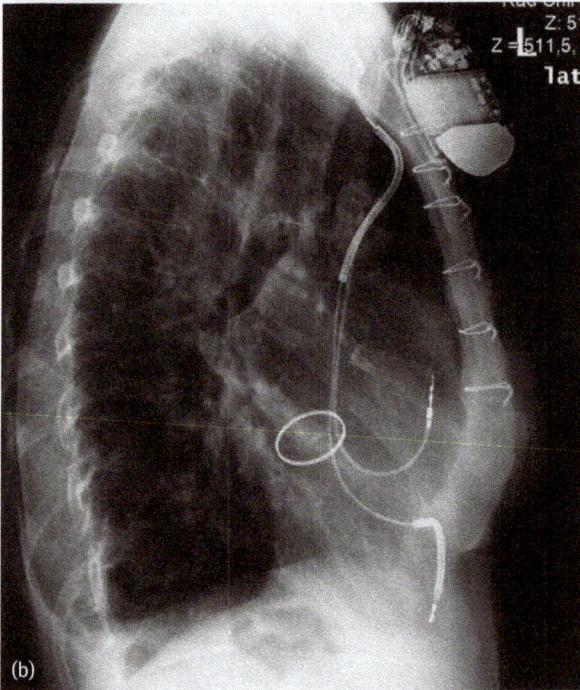

Abb. 5.1: a) Laterale Thoraxaufnahme nach Implantation eines Zweikammer-ICD-Systems; b) Röntgenbild der gleichen Patientin 7 Jahre später nach Entwicklung einer kardialen Kachexie.

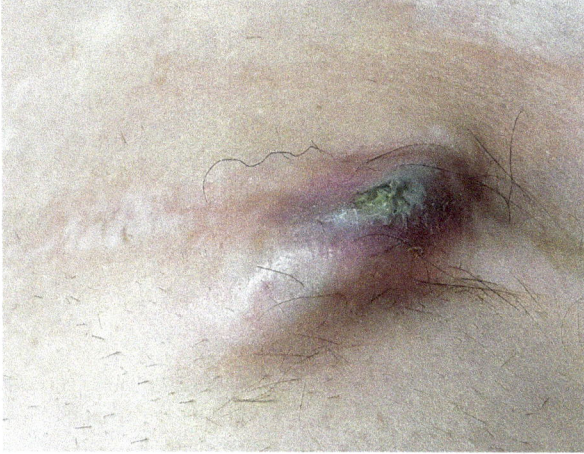

Abb. 5.2: Aufgestelltes, nach kutan aus der Tasche ragendes, arrodiertes Aggregat.

nicht gerötet, könnte eine Aggregatverlagerung, damit ein wesentlich risikoärmerer Eingriff die Problematik lösen. Da bereits eine Arrosion der Haut vorliegt (Abb. 5.2), ist eine Systemextraktion notwendig.

5.2 Submuskuläre Taschenpräparation

Da neben kardialen Faktoren auch Tumorerkrankungen Kachexien begünstigen, ist bei älteren Patienten vor allem mit bekannter Tumoranamnese oder bereits eingeschränkter Herzleistung eine primär submuskuläre Gerätelage günstiger, um die durchaus häufigen kutanen Perforationen zu vermeiden. Das Beispiel eines 69-jährigen Patienten mit vollständigem Verlust der Hautschicht, der über 6 Monate nach erstem Auftreten einer kleinen Hautfistel und nach wie vor laut behandelnden Ärzten mit Salbenverbänden versuchen sollte, die Haut über dem Aggregat wieder wachsen zu lassen (Abb. 5.3), ist eines von sehr vielen denkwürdigen Beispielen.

Dass Perforationen von Elektrodenanteilen und/oder Geräten (Abb. 5.4) eine Klasse-I-Indikation für eine umgehende Systemextraktion darstellen [19], sollte heute allgemein bekannt sein. Tatsache ist jedoch, dass sich viele Patienten erst sehr spät trotz geradezu erschreckender und nicht zu übersehender Befunde vorstellen bzw. zu einer adäquaten Therapie im Sinne einer Systemextraktion zugewiesen werden.

Solche Verläufe können bei korrekter subpektoraler Aggregatposition und sorgfältiger Versorgung der Elektrodenreste umgangen werden. Mit Absicht ist hier der Begriff „korrekt" aufgeführt, da bei zahlreichen Revisionen von Systemen bei Patienten mit chronischen Schmerzen zu sehen ist, dass das Aggregat nicht sub-, sondern intra-muskulär liegt. Hierdurch entstehen bei jeder Bewegung, teilweise auch in Ruhe Schmerzen, die ausschließlich durch eine Revision mit Durchtrennen der dorsalen Faszie des M. pectoralis major und Präparation einer Tasche zwischen Thoraxwand

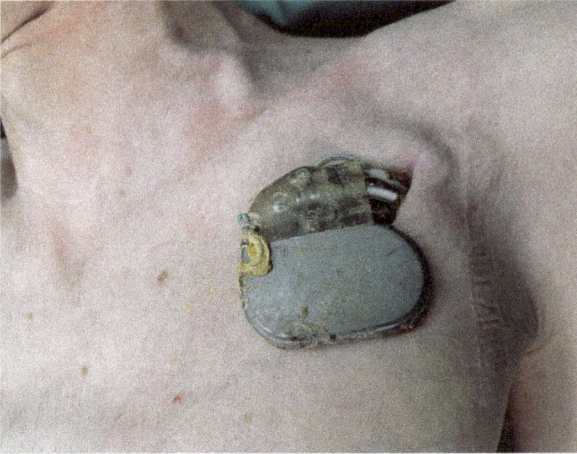

Abb. 5.3: Vollständige kutane Perforation eines Schrittmacheraggregates.

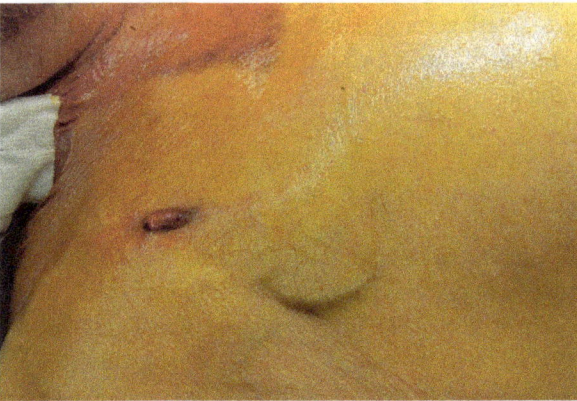

Abb. 5.4: Kutane Perforation der unter Spannung stehenden Elektrode und drohende Perforation des sich vor allem nach lateral abzeichnenden Aggregates.

und Muskelfaszie zu beheben ist. Viele chronische Schmerzen sind durch eine entsprechende Revision reversibel; ein intraoperativer Abstrich erlaubt die Differentialdiagnose einer subklinischen Tascheninfektion, die ein exakt gleiches Beschwerdemuster aufweisen kann.

5.3 Aggregate bei Kindern, jungen Erwachsenen und schmalem Habitus

Auch bei Kindern und Jugendlichen ohne begünstigende Faktoren für eine verminderte Hautbarriere (Cortison, Alter, Antikoagulantien etc.) ist die Haut zwar sehr dehnbar, aber sollte dennoch nicht überstrapaziert werden (Abb. 1.10). Da Kinder und Jugendliche, wie auch aktive junge Erwachsene, Bewegungen im Schultergürtel

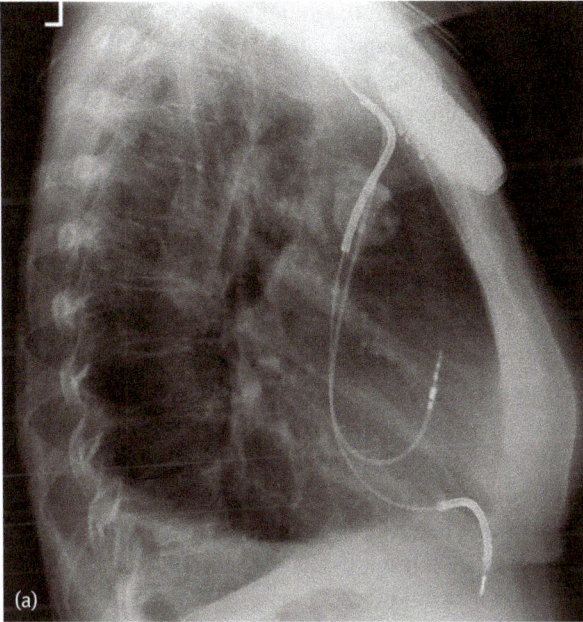

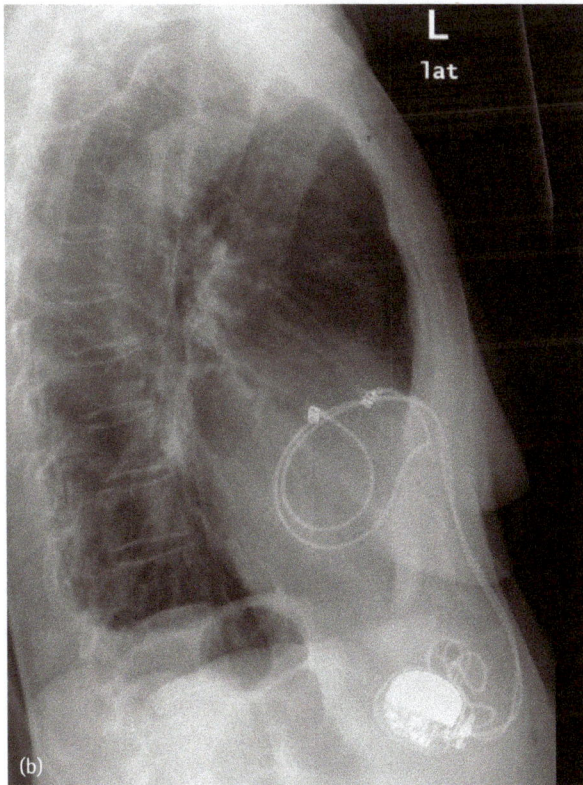

Abb. 5.5: a) p.a.-Bild einer subkostalen Gerätelage; b) laterales Bild einer subkostalen Gerätelage.

kaum vermeiden können, ist die submuskuläre Aggregatlage zur Verminderung der Bewegungseinflüsse auf die Elektrodenreste und den Konnektorblock ebenfalls günstiger. Bei Kleinkindern, aber auch bei sehr schmalen Erwachsenen kann eine subkostale Aggregatlage für den Tragekomfort erheblich günstiger sein (Abb. 5.5).

Wie in Abb. 5.5 gut erkennbar, ist das Aggregat am Rippenbogen fixiert. Es liegt entsprechend der Wölbung des Diaphragmas leicht nach kranial gekippt oberhalb des Peritoneums.

Bei einem 3,5 Jahre alten Jungen mussten die Eltern ca. alle 2 Wochen selbst die Defibrillation ihres Sohnes bei Long-QT-Syndrom vornehmen, weswegen eine unkonventionelle Konfiguration eines Einkammer-ICD-Systems implantiert wurde: Der kleine Patient wurde mit einer konventionellen Schrittmacherelektrode zum rechten Ventrikel transvenös, zwei subkutanen Fingerelektroden, eine dorsal retrokardial und eine parasternal, ausgestattet. Sämtliche Elektroden wurden zur subkostal links präparierten Tasche tunneliert (Abb. 5.6).

Angeschlossen wurde ein ICD, der als „cold can" die Defibrillation ausschließlich zwischen beiden Fingerelektroden durchführen kann; dies ist nicht bei allen Herstellern gegeben. Mittlerweile ist er 22 Jahre alt und hat einen Elektroden- und zwei Aggregatwechsel hinter sich. Auch heute wünscht er keine Umstellung auf ein „konventionelles" Einkammer-ICD-System, da er sportlich sehr aktiv ist und pektoral kein Aggregat tragen möchte.

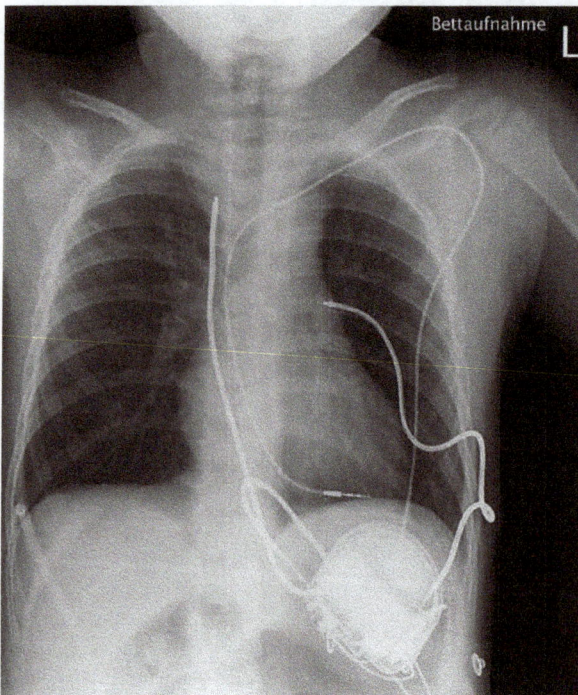

Abb. 5.6: Einkammer-ICD-System bei einem 3,5 Jahre alten Kind.

5.4 Hämatome

Ein postoperatives Hämatom ist angesichts der Vielzahl von Patienten mit effektiver Antikoagulation bzw. sonstigen gerinnungshemmenden Substanzen nicht selten. Weit überwiegend handelt es sich um lokal begrenzte, wenig schmerzhafte Befunde, die oft erst Tage nach der Operation auftreten. Weit überwiegend resorbieren sie sich innerhalb von 3–4 Wochen. Teilweise sind sie durch ein sogenanntes „bridging", der Überbrückung der perioperativen Periode mittels Umstellung von Marcumar auf Heparin, bedingt. Meist nach Umstellen bzw. Wiederaufnahme der Marcumar-Therapie mit dann oft überschießenden INR-Werten treten Hämatome auf, die teilweise Hb-Relevanz besitzen. Die Bruise-Control-Studie aus dem Jahr 2013 [20], die für einen Beibehalt der Antikoagulation ohne Umstellung auf Heparin spricht, hat sich noch nicht überall durchgesetzt. Nicht jede Einblutung bedarf einer operativen Revision, zumal das Infektionsrisiko mit jeder Reoperation erheblich ansteigt. Vor allem bei flächigen Befunden, die bereits teilorganisiert sind (Abb. 5.7), sollte die Indikation zu einer operativen Revision sehr zurückhaltend gestellt werden, da der Flurschaden im Rahmen der Revision neben der Gefahr einer Infektion zu einem Perpetuum mobile mit immer wiederkehrenden Hämatomausräumungen führen kann.

Erreicht ein Hämatom eine lokale Ausdehnung mit erheblicher Spannung auf die Hautoberfläche (glänzende Haut), besteht die Gefahr einer Blasenbildung; hier ist eine operative Revision zeitnah erforderlich, um die Integrität der Haut zu erhalten.

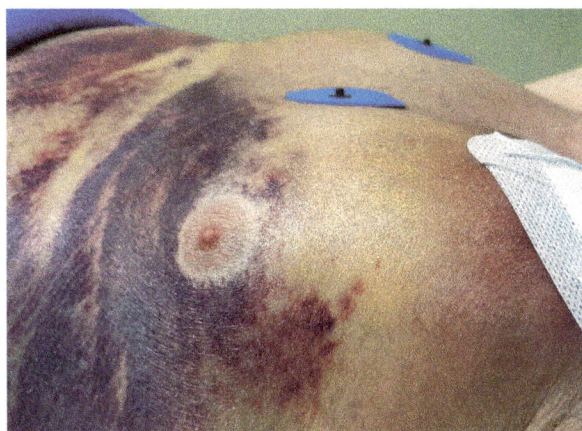

Abb. 5.7: Ausgedehntes, flächiges Hämatom mit teilorganisierten Anteilen und noch erhaltener Hautfältelung.

6 Insertion von Elektrodenresten und Aggregat

Es klingt banal, auf das Verwahren der Elektrodenreste dorsal des Gerätes hinzuweisen, aber gerade bei CRT-Systemen mit vielen Elektroden ist nach stundenlanger Operation das Nervenkostüm für eine sorgsame Schleifenbildung der Elektrodenreste offensichtlich nicht immer das beste (Abb. 6.1).

Spätestens beim Aggregatwechsel kann es bei miteinander verwundenen Elektroden sehr schwierig werden, die vor dem Aggregat liegenden Elektrodenschleifen ohne deren Verletzung aus der Tasche zu bergen. Sorgsam dorsal des Aggregates gelegte Elektrodenschleifen helfen ebenfalls, bei einem Aggregatwechsel oder Revisionen Sondenverletzungen zu vermeiden. Gelegentlich wird sehr offensichtlich, dass dieses Vorgehen nicht immer konsequent erfolgt (Abb. 6.2).

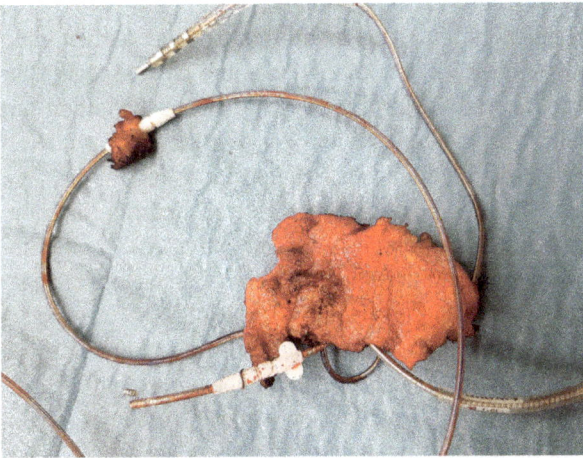

Abb. 6.1: Elektrodenschleifen, die fest in fibrotischem Gewebe eingearbeitet sind und stetig kreuzen.

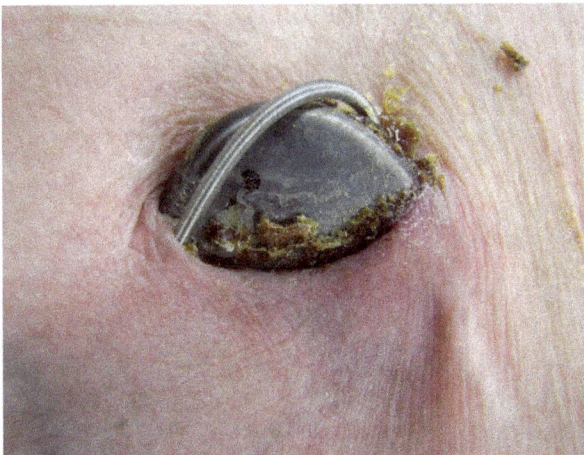

Abb. 6.2: Aggregatperforation mit einer vor dem Aggregat liegenden Elektrodenschleife.

https://doi.org/10.1515/9783110654257-006

Die Rationale, Elektroden nicht ventral, sondern dorsal des Aggregates zu platzieren, ergibt sich vor allem bei Aggregatwechseln, da die Präparation erheblich leichter ist, wenn eine Präparation direkt auf die Gerätetasche möglich ist. Zudem entsteht bei Bewegung erheblich geringerer lokaler Zug auf Elektrodenanteile und die teilweise deutlich ausgeprägten Aggregatkanten berühren keine Elektrodenanteile. Die Abrasion von Elektroden im Bereich aufliegender Geräte ist auch bei den heutigen, meist etwas abgerundeten Geräteformen noch Grund für Elektrodenrevisionen.

6.1 Spannungsfreie Aggregatinsertion

Sobald ein Aggregat mit viel Druck und gegen den Gewebewiderstand in eine Tasche gedrängt wird, besteht die Gefahr, dass sich das Aggregat von der Tasche in Richtung Haut bewegt und zunächst die Haut vorwölbt (Abb. 6.3).

Abgesehen von der oberflächlichen Gerätelage ist in Abb. 6.3 zu erkennen, dass sich die Schrittmachernarbe etwa in der Gerätemitte befindet und das Aggregat sehr nahe an der Klavikula liegt. Die Luxation des Armes ist bei solchen Befunden nur eingeschränkt möglich; einerseits führt die Periostreibung an der Klavikula, andererseits der Druck auf den M. deltoideus zu erheblichen Schmerzen. Grund für die Operation des in Abb. 6.3 gezeigten Patienten war eine Aggregaterschöpfung. Nach Aggregatwechsel mit Subpektoralverlagerung benötigte der Patient einige Wochen intensiver Physiotherapie, um eine annähernd normale Armbeweglichkeit zurückzugewinnen.

Bei einer 81-jährigen Dame mit einem Zweikammer-Schrittmachersystem ist nicht nur klinisch, sondern im Röntgenbild deutlich erkennbar, dass das Schrittmacheraggregat einerseits sehr nahe der Klavikula liegt und die Armbewegungen deutlich einschränkt (Abb. 6.4a). Da ihr bei Angabe der Schmerzen gesagt wurde, es sei „normal", erfolgte die Revision erst zwei Monate nach der Implantation, was für

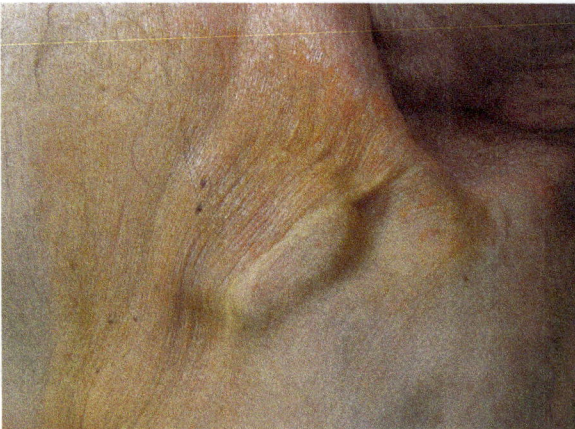

Abb. 6.3: Deutlich vorgewölbte Aggregatlage.

das Wiedererreichen der kompletten Armbeweglichkeit einen späten Zeitpunkt darstellt; sie hatte bereits Schonhaltungen eigenommen und die Schulter so gut wie gar
nicht mehr bewegt.

Nach Revision legten sich die permanenten Schmerzen recht schnell, jedoch
dauerte es 3 Monate mit intensiver Physiotherapie, um die Armbeweglichkeit wieder
annähernd zu normalisieren. Das postoperative Bild nach Subpektoralverlagerung
(Abb. 6.4b) zeigt bei einem Vergleich mit dem präoperativen Befund (Abb. 6.4a) eine

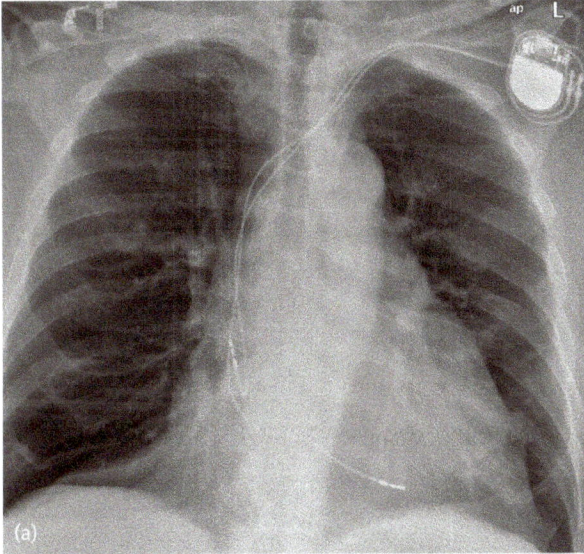

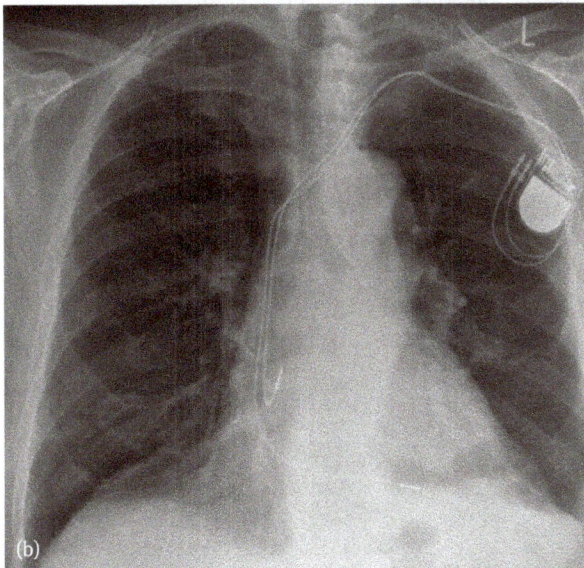

Abb. 6.4: a) Deutlich zu weit kraniolaterale Aggregatlage mit erheblicher Einschränkung der Armbeweglichkeit; b) gleiche Patientin wie in a) nach Subpektoralverlagerung des Aggregates.

deutlich kaudale Aggregatlage mit der üblichen Orientierung des Konnektorblocks (Elektroden ragen nach medial aus dem Konnektor).

Die Lage der Tasche ist für den Patienten auch in seinen alltäglichen Verrichtungen von entscheidender Bedeutung. Insofern können laterale (s. Abb. 1.9) oder subkostale (s. Abb. 2.10, 2.11) Taschen bezüglich des Tragekomforts deutlich günstiger sein, vor allem wenn es sich um Kinder oder Erwachsene mit wenig Muskulatur und Unterhaut-Fettgewebe handelt. Bei im Verlauf auftretendem erheblichem Gewichtsverlust, beispielsweise im Rahmen einer Tumorerkrankung, können die Elektroden mit entsprechenden Verlängerungen versorgt und weiterverwendet werden. Dies gilt auch für die Verlagerung des Aggregates aufgrund einer notwendigen thorakalen Strahlentherapie.

Wird auf die Hautzeichnung nicht geachtet, kann es im Verlauf zu einer Hautarrosion kommen (Abb. 6.5).

Nicht immer kündigt sich eine Arrosion durch eine Rotfärbung des Bereiches an. Ungeachtet dieses Unterschiedes ist bereits bei Eintritt einer Rotfärbung die Hautbarriere nicht mehr intakt und identisch zu dem Vorgehen bei bereits eingetretener Arrosion eine Extraktion indiziert. In Abb. 6.5 ist die Rotfärbung in den laterokaudalen Anteilen der sich abzeichnenden Gerätetasche noch vorhanden.

Gerade bei kleinen Inzisionen kann der Hautdurchtritt etwas schwieriger sein, jedoch ist das Aggregat sowohl bei korrekter subfaszialer als auch submuskulärer Lage soweit ohne Widerstand verschieblich, dass bei der Aggregatfixation keine Spannung besteht. Die bei dem 76-jährigen Patienten durchgeführte subkutane Implantation (Abb. 6.6) spiegelt in anschaulicher Weise die Areale mit der größten Spannung (schwarz nekrotisiert axillär) und sämtliche „Ecken" sowie unter Spannung stehende, durch die lokale Mikrozirkulation abhängige Ausbildung von Perforationen wider, die den gesamten Taschenbereich betreffen kann.

Recht häufig ist bei Operateuren zu beobachten, dass sie eine Tasche mit dem Zeigefinger voraus in das Gewebe „bohren". Dabei wird bei primär subfaszialem An-

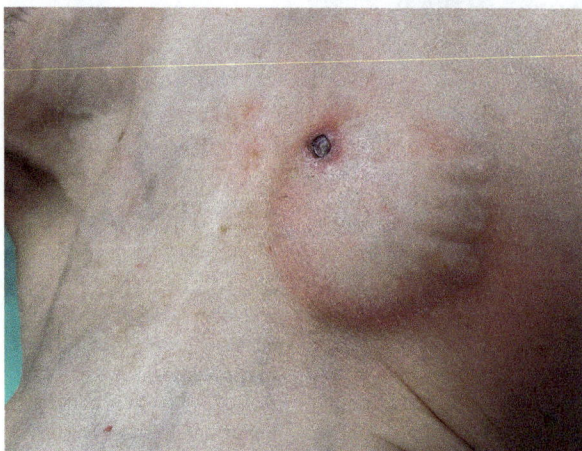

Abb. 6.5: Hautarrosion im Bereich des Konnektorblockes.

satz gelegentlich im kaudalen Anteil die Faszie nach ventral durchtrennt und das Aggregat perforiert im späteren Verlauf an dieser Stelle, oftmals deutlich entfernt vom Hautschnitt, an der lateralen und/oder kaudalen Seite der Tasche. Vermeidbar sind derartige Befunde, in dem man bei einer links pektoralen Tasche mit dem linken Zeigefinger die Faszie anhebt und mit dem rechten Zeigefinger die darunterliegende Muskelschicht schrittweise nach medio-dorsal wegschiebt; dies ist sowohl für das Gewebe schonender als auch eine sichere Methode, um in der avisierten Schicht zu bleiben.

Gelegentlich ist ein spannungsfreies Einlegen des Aggregates durch Kalkstrukturen erschwert (Abb. 6.7).

Diese Kalkstrukturen können wie in der Abb. 6.7 eine vollständige Schale um den Schrittmacher bilden, allerdings gibt es auch partielle Verkalkungen, die dann

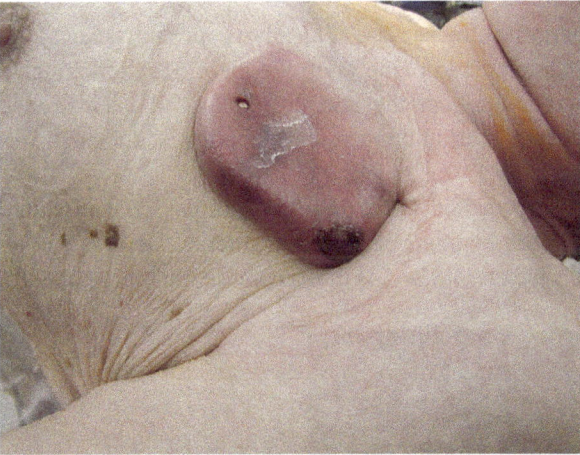

Abb. 6.6: Unterschiedliche „Stadien" der Hautaffektion bei unter Spannung unmittelbar subkutan implantiertem Aggregat.

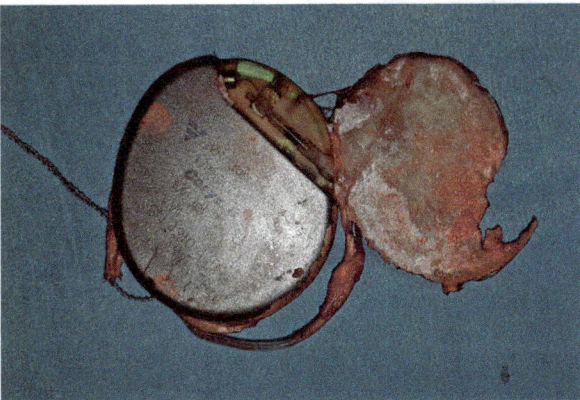

Abb. 6.7: Regelrechte Kalkschale um ein altes Aggregat und die Elektrodenreste.

etwas leichter aufgebrochen werden können. Scharfkantige Kalkstrukturen können die Elektroden beschädigen, weswegen es sinnvoll ist, zumindest diese Anteile vor der Reinsertion eines Systems vorsichtig zu entfernen.

Es gibt viele Varianten der Taschenresektion bei einem Aggregatwechsel: Von gar nicht über nur ventral über vollständige Präparation der Elektrodenreste bis zu komplett. Je ausgedehnter die Resektion des Gewebes, umso eher kann es nach mehreren Eingriffen zu einer erheblichen Ausdünnung der Subcutis wie auch der muskulären Strukturen kommen, weswegen eine individuelle Handhabung mit eher sparsamer Taschenresektion für die meisten Patienten eine langfristig gangbare Lösung ist.

6.2 Elektrodenreste

Da auch konnektierte Elektrodenreste eine gewisse „Eigendynamik" entwickeln können, ist zumindest bei der Neuimplantation eine Kontrolle nicht nur der kardialen Elektrodenlage, sondern auch der Gerätetasche und der einliegenden Elektroden sinnvoll (Abb. 6.8), um längerfristig Knickbildungen und unnötige Schleifen zu vermeiden.

Nebenbefundlich wird bei diesem Bild (Abb. 6.8) deutlich, dass Nebenerkrankungen durchaus Relevanz besitzen können. Der Fixateur interne der Brustwirbelsäule erschwert nicht nur die konventionelle Diagnostik hinsichtlich einer Befun-

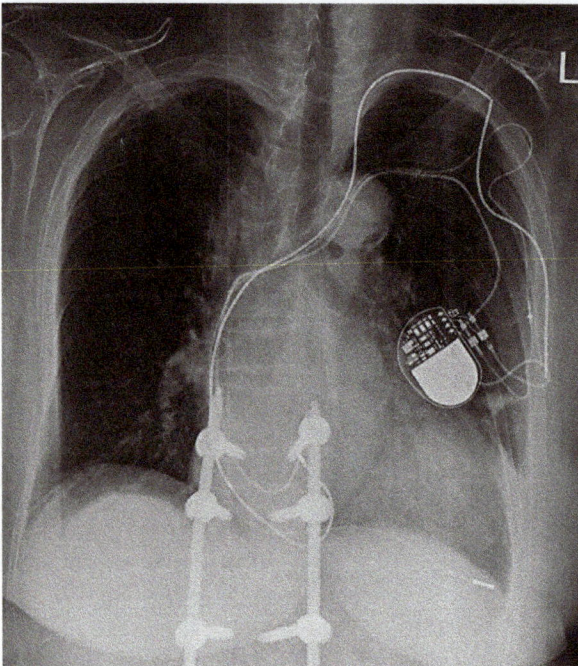

Abb. 6.8: Erhebliche Knickbildung der transjugulär implantierten Elektrode.

dung der Elektrodenlage. Intraoperativ kann man sich durch verschiedene Ebenen behelfen, jedoch ist zumindest ein Teil der metallischen Strukturen immer im Strahlengang. Durch entsprechende automatische Regulation der C-Bogen oder Katheteranlagen ist bei Patienten mit metallischen Implantation, die in den Strahlengang reichen, mit einer erhöhten intraoperativen Strahlungsdosis zu rechnen.

Sehr eng gewundene Elektrodenschleifen außerhalb der Gerätetasche stehen oft unter erheblicher Spannung, was neben der Gefahr eines Twiddler-Syndroms (s. Kap. 4.2.2) die Haltbarkeit einer Elektrode negativ beeinflusst (Abb. 6.9).

Schleifen, wie in Abb. 6.9 zu sehen, sind bei subkutaner Lage von außen sichtbar und können Perforationen der Haut begünstigen. Ein Aggregatwechsel ist bei solchen Befunden auch aus dem Grund, dass der Konnektorblock mit den Elektroden voraus zur Inzisionslinie steht, langwieriger und risikoreicher, als wenn Elektrodenreste und Aggregat in konventioneller Weise (Elektrodenschleifen dorsal des Aggregates, Orientierung der Elektroden im Konnektorblock nach medial) platziert werden (Abb. 6.10).

Eine Orientierung des Aggregates, wie in Abb. 6.10 gezeigt, vermeidet eine vergleichsweise höhere mechanische Belastung, die bei vertikal gespiegelter Aggregatlage durch Armbewegungen entsteht. Zudem ist die laterale Begrenzung der Aggregattasche Prädilektionsstelle für Perforationen, was bei lateral zum Konnektorblock ziehenden Elektroden erhöhten mechanischen Stress auf das Subkutangewebe bedeutet.

Elektrodenreste werden vor allem dann kritisch, wenn sie transvenös von der Implantationsseite beispielsweise in die V. jugularis migrieren (Abb. 6.11).

Die sparsame Verwendung von Endkappen zur Sondenisolation im Dreierpack kann ebenfalls zu einer kutanen Perforation führen (Abb. 6.12).

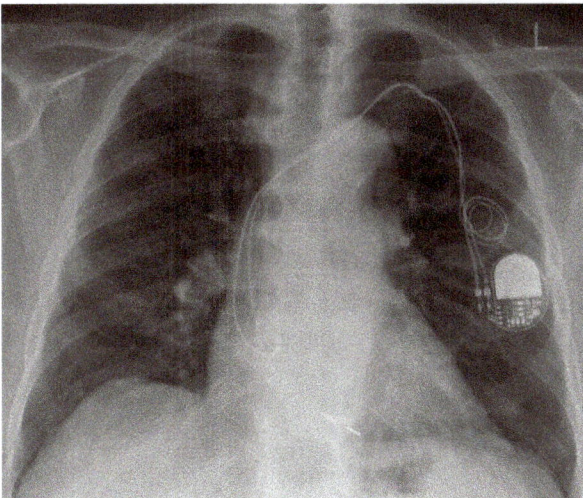

Abb. 6.9: Enge Schleifenbildung in einer „separaten" Tasche.

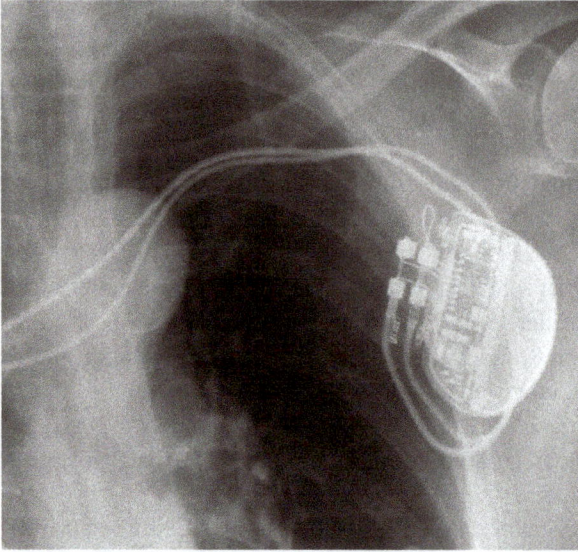

Abb. 6.10: Korrekt implantiertes Aggregat mit Ausrichtung des Konnektorblocks derart, dass die Elektroden nach medial den Konnektorblock verlassen.

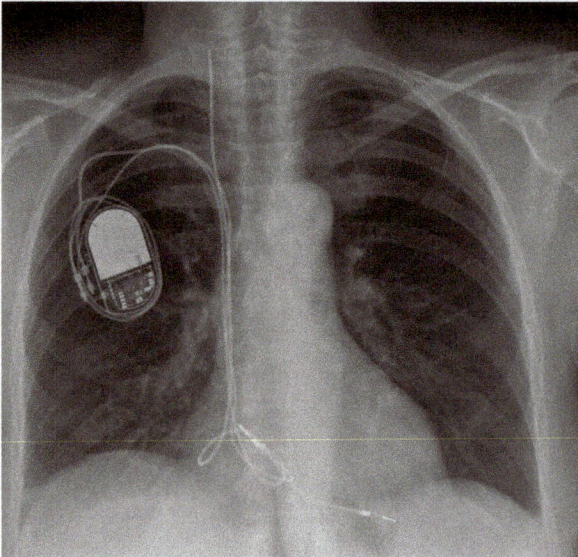

Abb. 6.11: Migration einer abgeschnittenen Elektrode nach jugulär.

Prinzipiell verhindern Blindkappen durch Isolation der Elektrodenreste eine mögliche elektrische Restaktivität des Steckers, wobei sie bei Leiterschäden unmittelbar im Steckerbereich (Abb. 6.13) lediglich eine bessere Stabilität des Restes durch die Verdickung und Ummantelung des Steckers erlauben und Migrationen wie in Abb. 6.11 bei fester Fixation verhindern. Leiterschäden, wie in Abb. 6.13 gezeigt, ent-

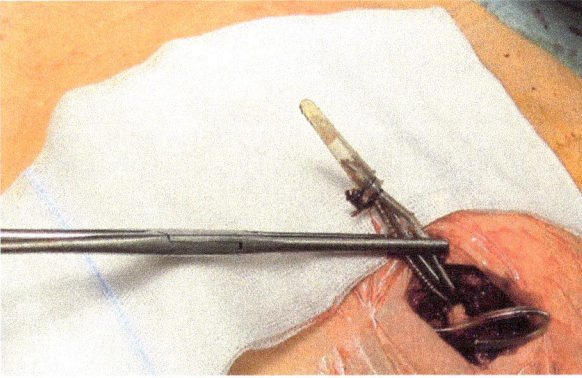

Abb. 6.12: Kunstvolle simultane Isolation von drei Elektroden mit einer Blindkappe.

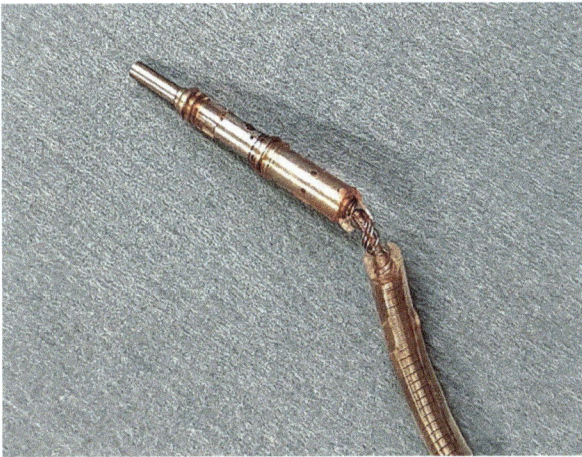

Abb. 6.13: Deutliche Knickbildung mit Isolations- und Leiterschaden nahe des Konnektorsteckers.

stehen durch die Knickbildung am Aggregat bei zu eng gewählter Elektrodenschleife oder bei Verwenden von Pinzetten oder Klemmen zur Dekonnektion von Elektroden.

Ebenfalls als sehr kritisch sind Elektrodenreste zu betrachten, wenn sie über Monate hinweg von Hausarzt und niedergelassenem Allgemeinchirurgen wie die Wunde eines offenen Beines mit Tamponaden und antiseptischen Spülungen behandelt werden (Abb. 6.14a).

Der Patient mit dem in Abb. 6.14a gezeigten Befund hatte insofern Glück, als es zum Zeitpunkt der Extraktion trotz mehrmonatiger „konservativer Behandlung" noch systemische Infektionszeichen gab (Abb. 6.14b).

Es handelt sich um einen 85-jährigen Patienten, der vor 24 Jahren seinen ersten Zweikammer-Schrittmacher rechts pektoral implantiert bekam. Nach drei Aggregatwechseln, mittlerweile permanentem Vorhofflimmern und hochgradig eingeschränkter linksventrikulärer Pumpfunktion bekam er vor 3 Jahren kontralateral die Implan-

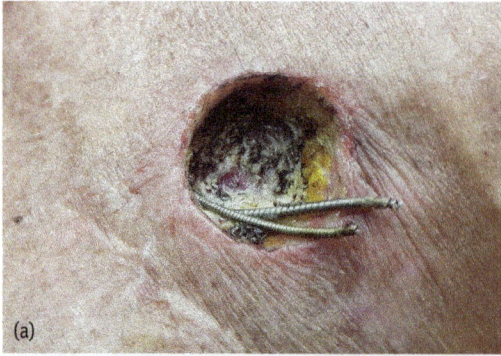

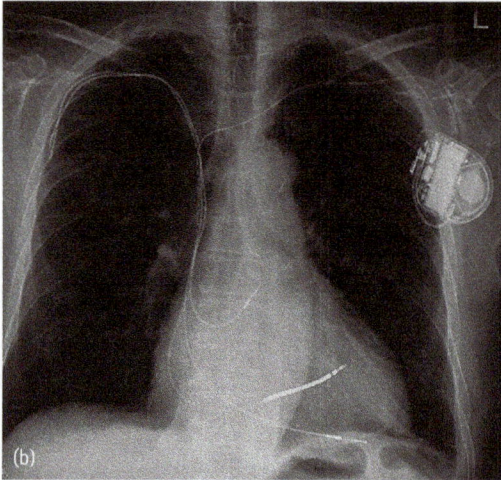

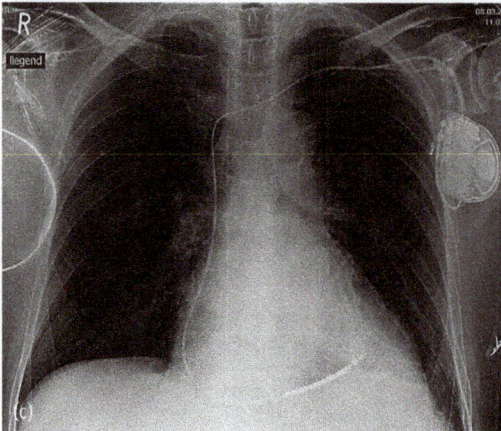

Abb. 6.14: a) Sorgfältig über Wochen austamponierte Wunden nach repetitiven Elektrodenkürzungen; b) p.a.-Röntgenbild des Patienten mit dem Lokalbefund rechts pektoral; c) p.a.-Röntgen-Thorax nach vollständiger Entfernung der von rechts implantierten Elektrodenfragmente.

tation eines Einkammer-ICD-Systems. Das Schrittmacheraggregat wurde simultan ex-plantiert. Die Schrittmacher-Elektrodenreste führten vor 2 Jahren zu einer lokalen In-fektion, weswegen sie in mehrfachen Operationen gekürzt wurden. Schließlich er-folgten bei dem sehr rüstigen Patienten mehrere Monate lang Verbandswechsel mit Einlagen verschiedener Tamponaden, die eine Wundheilung begünstigen sollten. Schließlich wurde er zur Extraktion vorgestellt. Da sich die Infektion auf den Bereich der stillgelegten Elektroden beschränkte und weder klinisch noch im Echokardio-gramm Anhalt für eine Elektrodeninfektion bestand, wurden ausschließlich die still-gelegten Elektroden vollständig entfernt und der Defekt angefrischt und verschlos-sen (Abb. 6.14c).

Nach 3 Tagen transvenöser Antibiotika-Gabe wurde der Patient (Abb. 6.14) nach Hause entlassen, wo er noch für weitere 10 Tage eine orale Antibiotikaprophylaxe einnahm. Er ist seither völlig beschwerdefrei.

7 Wundverschluss

Ein klassischer Wundverschluss beschreibt eine mehrschichtige Vorgehensweise, die allerdings sehr unterschiedlich gehandhabt werden kann.

7.1 Subkutaner Wundverschluss

Die Subcutis ist durch den hohen Anteil von Fettgewebe relativ lose bis regelrecht brüchig. Das in diesem Bereich eingesetzte resorbierbare geflochtene Nahtmaterial hat den Vorteil, dass selbst bei kleinen Einziehungen nach Resorption des Fadens ein „Glattziehen der Haut" erfolgt. Ob Einzelknopf-Nähte oder fortlaufende Nähte für den Verschluss der eher kleinen Wundöffnungen verwendet werden, spielt vermutlich keine wesentliche Rolle, allerdings ist es günstig, Hohlräume zu vermeiden und mit der Subkutannaht für eine ausreichende Weichteildeckung des Fremdmaterials im Bereich der Wunde zu sorgen, um Dehiszenzen und Infektionen (Abb. 7.1) zu vermeiden.

Derartige Dehiszenzen weisen vor allem bei der sichtbaren Schorfbildung darauf hin, dass Flüssigkeit austritt. Nicht selten verbergen sich hinter diesen scheinbar harmlosen Befunden massive putride Tascheninfektionen.

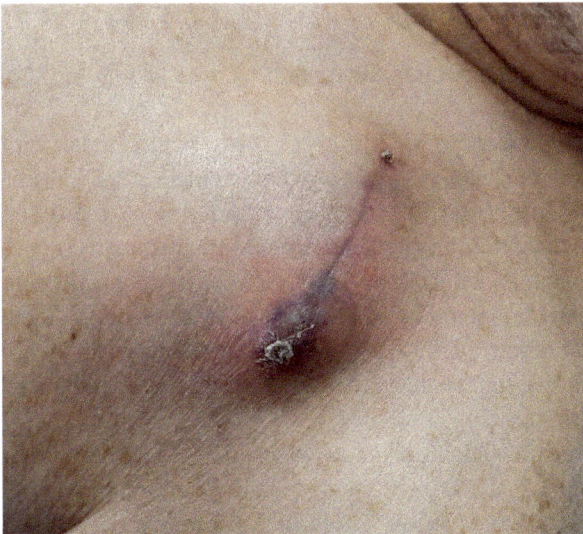

Abb. 7.1: Nahtdehiszenz im Bereich beider Wundpole.

https://doi.org/10.1515/9783110654257-007

7.2 Hautverschluss

Der Hautverschluss determiniert nicht nur das kosmetische Ergebnis, sondern spielt insbesondere im Zusammenhang mit Implantaten eine erhebliche Rolle, um die Kontamination des Fremdmaterials mit Hautkeimen zu vermeiden.

7.2.1 Einzelknopfnaht

Die klassische Einzelknopf-Naht ist auch heute noch gebräuchlich. Sie hat neben der unschönen Kosmetik (s. Abb. 1.1a) den Nachteil, dass die Zwischenräume zunächst keine Barrierefunktion haben und als Eintrittspforte für Keime dienen können.

Als Argument für diese Technik wird die Möglichkeit einer Hämatomentlastung durch Kompression angegeben, was jedoch unter hygienischen Aspekten kritisch zu sehen ist, weil damit definitiv ein transkutaner „Weg" gebahnt wird.

Sofern eine Systemextraktion erfolgt ist und kein Fremdmaterial verblieben ist, ist die Einzelknopf-Hautnaht bei Taschen- und Elektrodeninfektionen der Hautverschluss der Wahl, um Verhalte zu vermeiden; dies aber tatsächlich nur dann, wenn kein Fremdmaterial im Wundgebiet verbleibt.

7.2.2 Intrakutannaht

Es gibt zwei unterschiedliche Verfahren zur Intrakutannaht:

a) Nicht-resorbierbares Fadenmaterial: Nicht-resorbierbares Nahtmaterial wird vorzugsweise bei bekannter Allergie gegen resorbierbare Nähte eingesetzt. Da dieses Material entsprechend eine Entfernung nach ca. 10 Tagen erfordert, gibt es Brücken und Schlingen, über die die Fadenentfernung vorgenommen werden kann.

Für Patienten mit Allergien auf Fadenmaterial eignen sich sogenannte „Ausziehfäden", die intrakutan gestochen und lateral beider Wundpole ausgestochen werden. Hierbei ist zu empfehlen, das Fremdmaterial mit der Subkutanschicht bereits vollständig zu decken und das Nahtmaterial nach ca. 10 Tagen vollständig zu entfernen.

b) Resorbierbares Fadenmaterial: Viele Kliniken verwenden als Standard mittlerweile resorbierbare Nähte (Abb. 7.2), die keine weitere Maßnahme erfordern und neben dem Verzicht auf die für den Patienten oft lästige Nahtentfernung den großen Vorteil besitzen, dass es zwischen Subcutis und Außenhaut keine Stichkanäle gibt. Jeder nach außen reichende Stichkanal stellt eine potenzielle Eintrittspforte für Hautkeime dar.

In der Pectoralisregion reicht für eine Intrakutannaht die Fadenstärke 5/0 aus; da auch die Nadeln etwas kleiner sind, können kosmetisch gute Ergebnisse auch bei

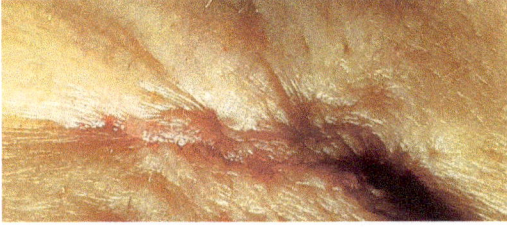

Abb. 7.2: Intrakutane Naht ohne zu ent-
fernendes Nahtmaterial.

problematischen Hauttypen (Diabetes, Cortison) erzielt werden. Voraussetzung ist jedoch eine spannungsfreie Situation. Sofern beispielsweise eine Keloidresektion
durchgeführt wurde, kann auch ein etwas stärkerer Faden, der entsprechend etwas
später resorbiert wird, verwendet werden. Sehr dicke Intrakutannähte können die Mikrozirkulation im Narbenbereich vermindern und damit das Risiko einer Infektion er-
höhen.

8 Aggregatwechsel

Langläufig wird der Aggregatwechsel als „Anfängereingriff" bezeichnet, da er bei unkompliziertem Verlauf deutlich rascher und verglichen mit einer Implantation oder Revision eher wenig invasiv verläuft.

Selbst bei vorsichtigster Präparation kann es zu unvorhersehbaren Situationen kommen. Fällt der Hautschnitt etwas zu tief aus oder liegt die Elektrode ventral des Aggregates, kann bereits mit dem ersten chirurgischen Instrument, dem Skalpell eine Elektrode verletzt oder durchtrennt werden. Bei abhängigen Patienten, die nach spätestens 10 Sekunden symptomatisch werden, ist der Griff in Richtung Aggregat bzw. das Fassen des durchtrennten Anteils und der Anschluss des Innenleiters an die Kathoden-Klemme des externen Messkabels, Verwenden des Sperrers oder des Gewebes als Anode und Stimulation über das Messgerät gegebenenfalls lebensrettend, erfordert aber ein beherztes Vorgehen, das nicht von jedem, der mit diesen Eingriffen beginnt, vorausgesetzt werden kann.

Solch dramatische Situationen sind zwar selten, aber die Vorbereitung auf derartige Szenarien bedeutet eine bessere Patientensicherheit.

8.1 Präparationsbedingte Elektroden-Fehlfunktionen

Ein Teil der Langzeitprobleme von Elektroden ist auf unsachgemäße Handhabung der Elektroden im Rahmen von Aggregatwechsel und/oder Elektrodenrevisionen zurückzuführen.

8.1.1 Mechanische Belastung während eines Aggregatwechsels

Typische präparationsbedingte Fehlfunktionen entstehen durch Zug oder direkte Sondenverletzung mit chirurgischen Instrumenten (Abb. 4.2, 6.11). Mit am häufigsten ist das versehentliche Mitgreifen der dorsal des Aggregates liegenden Elektrodenreste zu beobachten (Abb. 8.1).

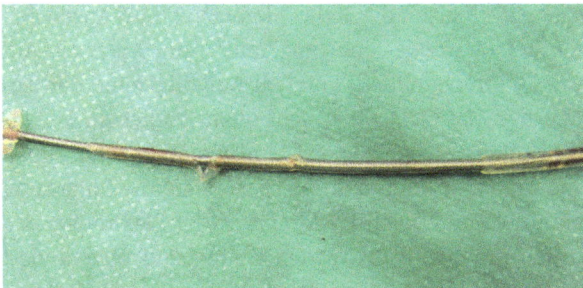

Abb. 8.1: Klemmenschaden einer Elektrode (Bildmitte), der in Zusammenhang mit Zug zu einem teilweisen Aufspleißen der Isolation (linksseitige Isolationsdefekte) geführt hat.

https://doi.org/10.1515/9783110654257-008

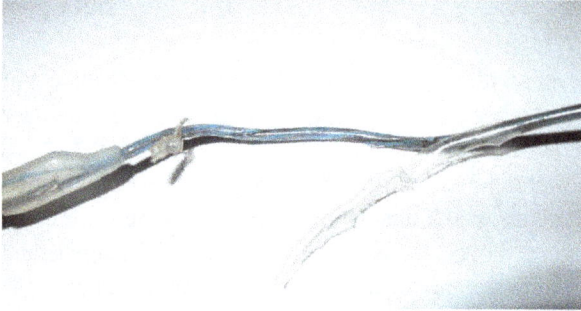

Abb. 8.2: Aufspleißen der Polyurethan-Isolation einer Elektrode.

Ein Aufbrechen der Isolation findet sich teilweise bei polyurethanbeschichteten Elektroden auch ohne Aufwenden übermäßiger Zugkräfte (Abb. 8.2).

Bilder wie in Abb. 8.2 bedeuten nicht zwangsläufig, dass sich der Isolationsdefekt in den elektrischen Werten abbilden; dies wäre eine Impedanzminderung, eine erhöhte Reizschwelle und Fehlwahrnehmungen bei Reibung der nicht-isolierten Leiter am umgebenden Gewebe. Vor allem bei Multilumen-Elektroden weisen alle Leiter eigene Beschichtungen auf, die den Leiter zusätzlich isolieren. Theoretisch wäre somit bei derartigen Befunden ein Abwarten möglich. Tatsächlich ist jedoch die physikalische Integrität der Elektrode nicht mehr gegeben, so dass bei offensichtlichen Befunden das Risiko beispielsweise der Abgabe inadäquater Schocks oder Synkopen bei schrittmacherpflichtigen Patienten besteht. Da nicht sicher auszuschließen ist, dass sich die Isolationsdefekte auch im Bereich der kardiovaskulären Strukturen bilden, die feste fibrotische Konnektionen mit kardialen oder vaskulären Strukturen eingehen, gegebenenfalls auch perforieren, ist das Risiko einer umgehenden Extraktion versus mögliche Folgen bei späterer Elektrodenextraktion abzuwägen. Bei Einsatz mechanisch kontrolliert drehender Schleusen ist zu beachten, dass Isolationsanteile sich im derzeit noch ungeschützten innenliegenden Metallgeflecht verkeilen können und damit zu einer Blockade des Mechanismus betragen können, weswegen Schleusen mit glatter Innenfläche (z. B. Laserschleusen) vorzuziehen sind.

Besteht bereits eine regelrechte Kalkschale (s. Abb. 6.7), kann die äußere Isolation der Elektroden durch die massive Adhäsion des Kalks hierbei auch bei ansonsten „glatten" Polyurethanelektroden bereits mindestens „angeraut" sein. Auch die Anwendung eines Elektrokauters in Elektrodennähe(!) kann zu Auffälligkeiten der Isolation führen (z. B. Weißfärbung des Materials). Bei nicht offensichtlichem Isolationsdefekt ist der Befund auch bei einem Aggregatwechsel akzeptabel, sofern auch bei bipolarer Wahrnehmung und bipolarer Stimulation insbesondere die Impedanz, aber auch Reizschwelle und Wahrnehmung nach Positionieren der Elektrodenreste in der Schrittmachertasche zu den präoperativen Werten weitgehend unverändert sind. Der Grund, die Werte nach Repositionieren der Elektrodenreste am Gewebe zu evaluieren, ist ein möglicher Kurzschluss eines eher konnektornahen Isolations-defektes, der bei unipolarem Messen nicht auffällt.

8.1.2 Mechanische und elektrische Effekte im Verlauf nach Aggregatwechsel

Nicht alle Isolationsverletzungen oder Sondenbrüche führen unmittelbar während der Operation zu Problemen, sondern ca. 3–6 Monate nach dem Aggregatwechsel, somit überwiegend nach erneuter Geräte-Abfrage zu entsprechenden Elektrodenrevi-sionen.

Anhand aktueller Grafiken und Episodenspeicher lässt sich oft nachvollziehen, dass der zeitliche Zusammenhang zwischen letzter Operation und Auftreten von Rau-schreaktionen bzw. sonstigen Hinweisen auf Sondendefekte relativ „eng" ist. In die-sem Zusammenhang stolpert man gelegentlich über erstaunliche Befunde (Abb. 8.3).

Was in Abb. 8.3 zusätzlich zum partiellen „Fehlen" der Isolation auffällt, ist die deutliche Fältelung der äußeren, zum Sleeve ziehenden Isolation. Die aktuellen Elek-troden sind bezüglich ihrer Flexibilität ausgesprochen gutmütig. Hier wurde jedoch offensichtlich eine erhebliche Torsion auf den Elektrodenanteil ausgeübt, der zum Abscheren der konnektorseitigen von der übrigen Elektrodeninsolation geführt hat.

Viele Isolationsschäden sind nicht sehr offensichtlich und können in der Tat bei unauffälligen Elektrodenwerten übersehen werden. Jedoch gibt es offensichtliche Schäden, die mit einer problemlosen Gerätefunktion nicht zu vereinbaren sind (Abb. 8.4).

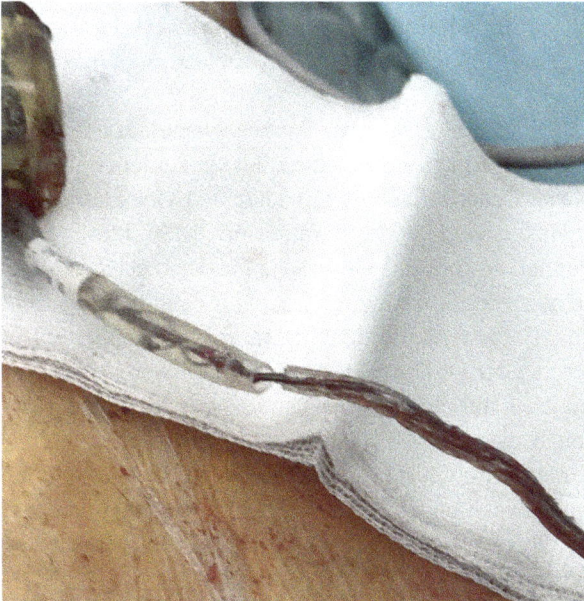

Abb. 8.3: Isolationsdefekt am Übergang der konnektornahen Isolationsverstärkung zum Elektrodenkörper.

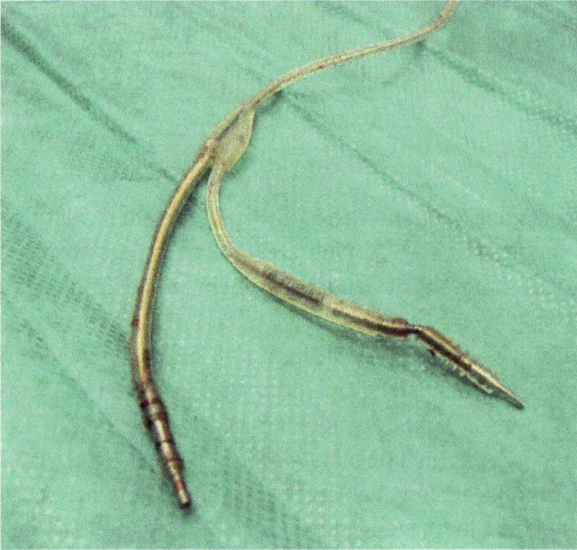

Abb. 8.4: Abscheren der Isolation und geknickter Hochenergie-Leiter bei einer Single-Coil-DF-1-ICD-Elektrode.

Dass bei dem in Abb. 8.4 gezeigten Befund am DF-1-Anschluss nicht nur vorsichtig, sondern vermutlich ohne Ausschrauben der Madenschraube gezogen wurde, ist offensichtlich. Gut zu erkennen ist jedoch auch, dass die Isolationsverstärkung ca. 2 mm distal des Defektes beginnt, so dass der Anteil bis zu dieser Verdickung im Konnektorblock zu liegen kommt. Intra- und postoperativ waren daher trotz des massiven Defektes noch akzeptable Schockimpedanzwerte zu messen. Dieser Patient wurde durch einen Warnton des ICDs eine Woche nach Aggregatwechsel auf eine Dysfunktion hingewiesen, die in der Abfrage dann eine inakzeptabel niedrige Schockimpedanz (< 20 Ohm) ergab.

Es erfordert eine gewisse Geduld, im Rahmen von Aggregatwechseln oder Revisionen Elektrodenschleifen vorsichtig ohne Verwenden des Elektrokauters freizupräparieren, um beispielsweise eine Taschenverlagerung in adäquater Weise unter Mitnahme der Elektrodenreste durchzuführen. Mit dem Kauter sind die Strukturen recht schnell zu lösen, allerdings können sowohl das elektrische Messer bereits rein mechanisch, erst recht aber mit Einsatz des Kauters zunächst ohne Vergrößerung nicht kenntliche Schäden induzieren [21], die entweder unmittelbar oder postoperativ Isolationsverletzungen mit entsprechender Veränderung der Elektrodenwerte bedingen. Gerne wird darauf hingewiesen, dass nur eine deutlich verminderte Strommenge appliziert wird, jedoch schützt auch dieser Umstand nicht vor manifesten Isolationsschäden, wenn der Kauter in Aktion die Elektrode berührt. Bei stärkeren Energien können Schäden auch über das Gewebe hinweg an der Isolation entstehen, so dass der generelle Verzicht auf den Einsatz des Elektrokauters die einzige Möglichkeit bleibt, derartige Schäden abzuwenden.

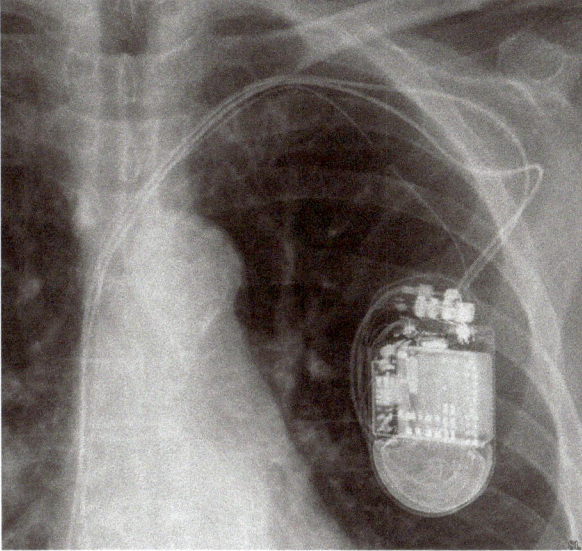

Abb. 8.5: Bruch der links-ventrikulären Elektrode.

Ein Elektrodenbruch kennzeichnet sich durch hohe Impedanzwerte und ineffektive Stimulationsübertragung (Exitblock). Nicht immer ist ein Bruch so eindeutig zu sehen wie in Abb. 8.5.

Selbst solch eindrucksvolle Befunde haben nicht zwangsläufig ein klinisches Korrelat. Insbesondere bei moderaten oder Non-Respondern der CRT-Therapie bedeutet der Ausfall der linksventrikulären Elektrode oft wenig Veränderung hinsichtlich des Befindens. Selten ist bei hoher Amplitude oder Auto-Capture mit Hochregulation der Amplitude ein elektrischer Impuls an der Bruchstelle Grund für eine außerplanmäßige Vorstellung des Patienten. Bei dem 82-jährigen Patienten mit dem in Abb. 8.5 gezeigten Röntgenbild ergab erst die regelhafte Nachkontrolle den entsprechenden elektrischen Befund und führte zur Anmeldung einer Revision.

Bei chronisch erhöhter Reizschwelle stellte sich eine Patientin mit geringem rechtsventrikulärem Stimulationsanteil zum Aggregatwechsel vor. Intraoperativ fand sich ein bereits vollständig vom Konnektor abgelöstes rechtsventrikuläres Elektrodenfragment, das eher nebenbefundlich wie auch die atriale Elektrode zahlreiche „Reparaturen" aufwies (Abb. 8.6a).

In der letzten Geräte-Abfrage präoperativ war kein Exitblock festzustellen, jedoch eine erhöhte Reizschwelle beschrieben. Erst intraoperativ bemerkte die Patientin, sie habe öfter mal Pectoraliszucken bemerkt, da es ihr gut ging, aber keine weitere Konsequenz gezogen. Retrospektiv zeigt die Vergrößerung des ansonsten unauffälligen und als unauffällig befundeten Thoraxbildes bereits die fehlende Konnektion zwischen Elektrode und Konnektor (Abb. 8.6b).

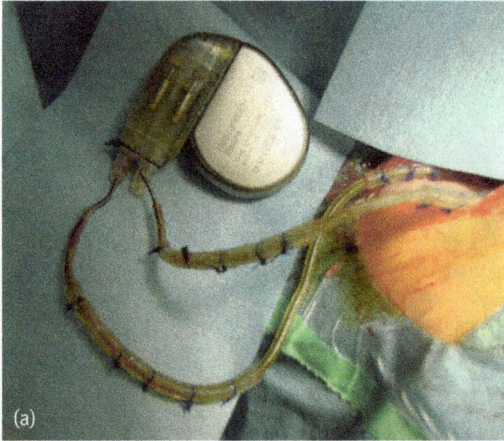

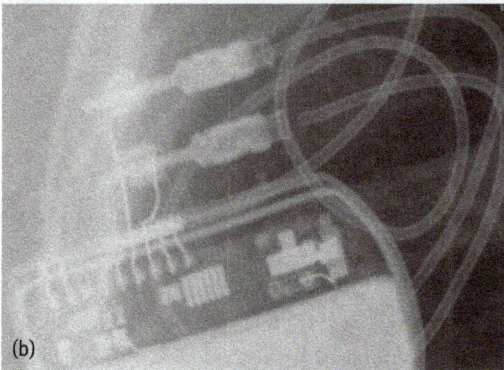

Abb. 8.6: a) Zum Aggregatwechsel vor-
gestellte, asymptomatische Patientin;
b) Röntgenbild der Patientin mit dem in
a) gezeigten Befund.

Warum elektrophysiologisch bereits vor Aggregatentfernung kein vollständiger
Exitblock bestand, ist schwer zu erklären, möglicherweise bestand noch eine mini-
male Konnektion über einzelne Drähte des Innenleiters, die allerdings auch in
Abb. 8.6b nicht sichtbar sind.

8.2 Konnektoren

Konnektoren sind bei Ein- und Zwei-Kammer-Herzschrittmachern bei allen Firmen
gleich angeordnet (Atrium-oben, Ventrikel-unten). Bereits bei CRT-Schrittmachern
kann sich der LV-Elektrodenkonnektor entweder oberhalb der atrialen oder unterhalb der rechtsventrikulären Elektrode befinden. Noch wesentlich komplizierter sind
vor allem DF-1-ICD-Konnektoren, aber auch die Anordnung der DF-4- bzw. IS-4-Kon-
nektoren ist nicht nur firmen-, sondern gerätespezifisch.

Bei einem 75-jährigen Patienten sollte ein CRT-D-Aggregatwechsel in einer externen Klinik erfolgen. Nach ca. 2 Stunden Operationsdauer gelang es nicht, die links-

ventrikuläre Elektrode aus dem Konnektorblock zu entfernen. Das System wurde schließlich belassen und der Patient verlegt. Intraoperativ fand sich bezüglich der LV-Elektrode keine Auffälligkeit; sie konnte recht problemlos aus dem Konnektorblock gelöst werden, war jedoch durch den repetitiven, festen Zug bereits zerstört worden, so dass eine neue LV-Elektrode implantiert werden musste. Weiterhin fanden sich jeweils normal konnektierte, leicht zu lösende RA- und RV-Elektroden. Die einzige Besonderheit des Konnektors bestand darin, dass die Schraube der LV-Elektrode an der Konnektor-Oberseite und nicht an der Vorder- bzw. Rückseite des Aggregates angeordnet war. Somit bestand die Problematik des Kollegen nicht in einer vermuteten verkanteten Madenschraube, sondern in dem fehlenden Wissen um die unterschiedlichen Anordnungen der Schraubelemente. Bei diesem Patienten hat die Verzögerung der Versorgung mit nicht mehr funktionsfähiger linksventrikulärer Elektrode noch vor der Revision zu einer deutlichen linksventrikulären Dekompensation geführt; er überstand die ansonsten komplikationslose und relativ rasche Operation (45 Minuten) und verbesserte sich hämodynamisch zunächst, so dass kein weiterer Katecholaminbedarf bestand. Im weiteren Verlauf kam es jedoch zu einer schweren Pneumonie, die nach der stattgehabten Dekompensation fulminant verlief. Auch wenn der fehlgeschlagene Aggregatwechsel nicht für den Verlauf allein ursächlich sein dürfte, wird die Bedeutung auch eines scheinbar harmlosen Aggregatwechsels sehr deutlich.

Eine gewisse Schrecksekunde ergibt sich nach subtiler Ansicht des Röntgenbildes, einer elektrisch bei der letzten Kontrolle vor 2 Wochen stabil intakten Elektrode, wenn trotz vorsichtiger Präparation ohne Zug auf die Elektroden auszuüben die Elektrode sich komplett aus dem Konnektoranteil der noch festgeschraubten Elektrode löst. (Abb. 8.7).

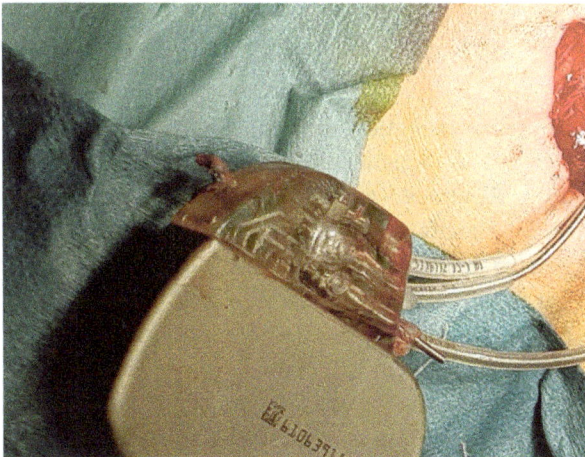

Abb. 8.7: Geplanter Aggregatwechsel, der unversehens zu einer komplexen Elektrodenrevision bei einem CRT-D-System avanciert.

Zwar ist bei grobem Vorgehen die Wahrscheinlichkeit von Elektrodenverletzungen höher, aber selbst die vorsichtigste Präparation kann ausreichen, vor allem bei vorgeschädigtem Elektrodenmaterial, massiven Adhäsionen oder scharfkantigen Kalkstrukturen im Taschenbereich, eine Sondenverletzung apparent zu machen oder auszulösen.

8.3 Silikonklebung

Noch heute kann Silikon in Tubenform bezogen und angewendet werden. Zwar ist die Hauptanwendung nach wie vor die Sondenreparatur (s. Kap. 8.4), aber gelegentlich gibt es auch heute noch Kollegen, die zur besseren Isolation nach Insertion der Elektrode Silikon zwischen Elektrode und Konnektor kleben. Bei den aktuellen Konnektortypen ist es durch die Dichtlippen erschwert, dass sich das Silikon weit in den Konnektor-Innenraum verteilt, aber bei älteren Konnektoren, insbesondere 5/6-mm-Konnektoren, die es gelegentlich auch heute noch gibt, kann ein Silikonkleber zu erheblichen Problemen bei dem Herauslösen der Elektrode aus dem Konnektorblock führen. Zwar sind die unipolaren 5- oder 6-mm-Elektroden sehr robust, allerdings sind gerade die älteren Isolationsmaterialien deutlich anfälliger, so dass die erhöhte Gefahr eines Isolationsbruches bei festem Ziehen besteht.

Bei einem 89-jährigen Patienten war es tatsächlich durch eine Silikonklebung nicht möglich, bei einem VVIR-System bei Bradyarrhythmie mit einer Eigenfrequenz von 45/min die Elektrode unbeschadet aus dem Konnektor zu entfernen. So wurde aus dem geplanten „Eben noch schnell"-Aggregatwechsel eine komplexe Schrittmacherrevision mit Sonden-Neuanlage, zumal die ipsilaterale V. subclavia thrombotisch verschlossen und ein Seitenwechsel erfolgen musste.

8.4 Elektrodenreparatur

Die Inzidenz von Elektrodenreparaturen variiert deutlich von Region zu Region, vor allem, wenn Kollegen mit größeren Operationszahlen dieses Verfahren einer Sonden-Neuimplantation bzw. einem Elektrodenwechsel vorziehen. Rein rechtlich kommt die Sondenreparatur einer Veränderung der Elektrodenstruktur bzw. des Sondenaufbaus gleich, so dass der Reparateur unversehens und meist unbewusst zum Hersteller aufsteigt. Ein Hersteller übernimmt die Haftung für Schäden, die sich aus der Elektrodenveränderung ergeben. Jeglicher noch so erfahrene Operateur würde vermutlich selbst bei korrektem Einreichen kein CE-Zeichen für sein Tun erhalten können. Dies nicht nur aus dem Grund, dass es keinerlei „Standard" geben kann, mit dem der Kleber angewandt wird. Die häufig verwendete Kombination des Silikonklebers mit Polyurethan-Isolationsmaterial erreicht rein physikalisch keine stabile Verbindung der beiden Phasengrenzen. Das Ergebnis zahlreicher, in schönen, gleichmäßigen Abständen platzierter Ligaturen um einen angeklebten Polyureth-anmantel erscheint rein visuell wie die perfekte Lösung eines Problems. Der Mantel täuscht während der Reparatur eine ausreichende Dichtigkeit vor und kann sogar einer elektrischen Messung der Elektrodenwerte zunächst standhalten. Die deutlich verminderte Zeit bis zum nächsten (Revisions-)Eingriff belegt, dass es sich allenfalls um ein Provisorium, jedoch keine dauerhafte Lösung eines komplexen Problems handelt. Bei jüngeren Patienten kommt hinzu, dass eine frühere Elektrodenrevision, die stets eine vergleichsweise leichtere Extraktion bedeutet, hinausgeschoben und eine deutlich höhere Zahl von Revisionsoperationen riskiert wird:

Eine 24-jährige Kindergärtnerin mit kongenitalem AV-Block III° hatte ein DDDR-System mit unipolaren Elektroden. Vor 8 Monaten hatte sie ihren ersten Aggregat-wechsel erhalten und fiel nun mit Präsynkopen bei nachgewiesenem intermittieren-dem Exitblock beider Elektroden auf. Im Röntgenbild war kein Bruch oder sonstige Auffälligkeit sichtbar. Erst nach Wiedereröffnen der Narbe und Luxieren des Aggre-gates wurde klar, dass langstreckige Reparaturen beider Elektroden für die beobach-teten Befunde verantwortlich waren (Abb. 8.8).

Aufgrund des Alters war im Vorfeld der Revision bei Verdacht auf Fehlfunktio-nen beider Elektroden ein Sondenwechsel mit vollständiger Entfernung der beiden alten Elektroden besprochen, so dass nach Insertion einer neuen RV-Elektrode und Vorlegen eines weiteren Seldinger-Drahtes beide Elektroden unter Verwendung einer Laserschleuse vollständig entfernt wurden.

Bei einem 79-jährigen Patienten mit einem abdominellen ICD-System, der wegen einer inadäquaten Schockabgabe zur Revisionsoperation kam, wurde aufgrund der bestehenden Systemkonfiguration und der Fehlwahrnehmung bereits vor der Opera-tion sämtliche Möglichkeiten einer Lösung besprochen. Die Spanne reichte von einer

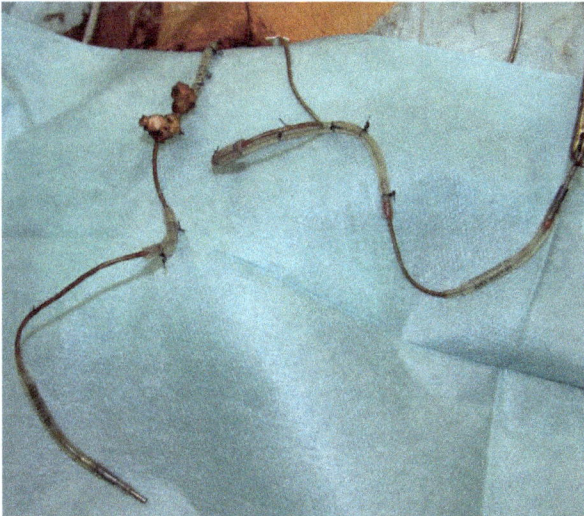

Abb. 8.8: Reparatur unipolarer Elektroden bei einer 24-jäh-rigen schrittmacherabhängi-gen Patientin.

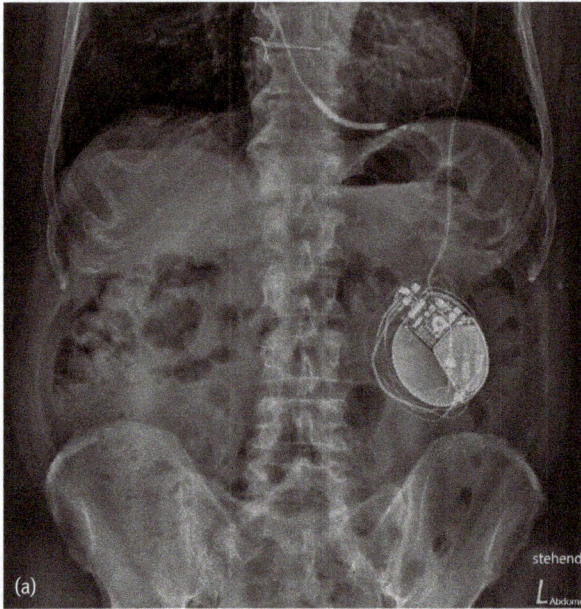

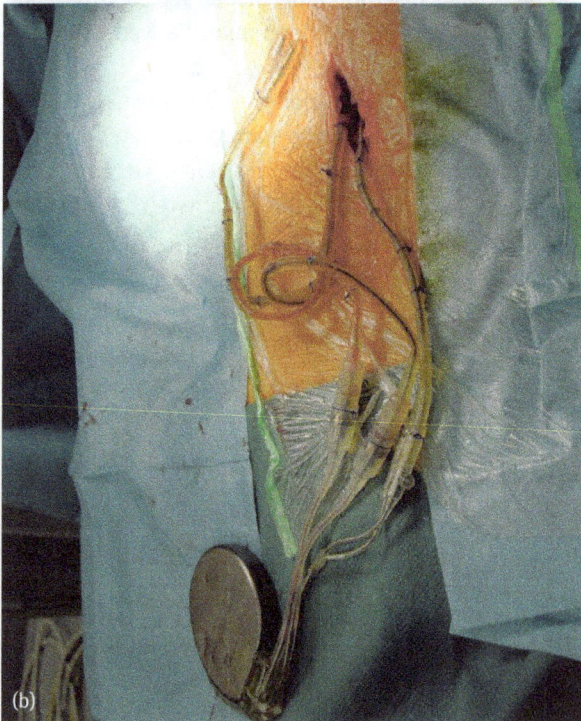

Abb. 8.9: a) Abdominell implantiertes Einkammer-ICD-System; b) Adapter und reparierte Leiter der alten ICD-Elektrodenanteile.

Umstellung auf ein transvenöses konventionelles System über einen S-ICD oder ein Belassen der abdominellen Gerätelage mit Insertion einer neuen rechtsventrikulären Elektrode. Das präoperative Röntgenbild ergab keinen auffälligen Befund (Abb. 8.9a).

Bei dem in den frühen 90er Jahren implantierten System waren bereits vier Aggregatwechsel mit Anschluss entsprechender Adapter an die Hochenergie-Konnektoren sowie damals noch getrennten Anteile der Wahrnehmungs- und Stimulationselektrode erfolgt.

Reparierte Leiter fanden sich nicht nur am defekten Pace-/Sense-Anteil, sondern auch an beiden Hochenergieleitern (Abb. 8.9b). Letztlich war die Revisionsoperation dafür ausschlaggebend, dass die reparierten Leiter zutage kamen, da bei einem nächsten Aggregatwechsel die Reparaturen möglicherweise unentdeckt geblieben wären. Die alten Elektrodenanteile waren sehr tief in der Tasche fixiert, lediglich die noch intakten Adapter waren nach Aggregatentfernung zunächst sichtbar.

Als Grund einer ineffektiven Schockabgabe sind Reparaturen der Hochenergieleiter bei DF-1-Elektroden insgesamt selten, aber vermeidbar (Abb. 8.10).

Die Integrität einer beschädigten Elektrode ist unabhängig jeglicher Reparatur-Vorgehensweisen dauerhaft und irreversibel zerstört. Die Effektivität einer Elektrode ist nur dann sichergestellt, wenn eine beschädigte Elektrode bzw. deren beschädigter funktionaler Anteil ersetzt wird. So ist es durchaus möglich, bei einer Dysfunktion des Pace-Sense-Anteils einer DF-1 ICD-Elektrode den Hochenergie-Anteil weiterzuverwenden und lediglich eine Schrittmacherelektrode zu implantieren und zu konnektieren. Viele Kollegen greifen dennoch bei betagten Patienten oder nicht vitaler Schrittmacherindikation zu Reparaturen. Entsprechende Reparatur-Kits, die es bis vor wenigen Jahren von zwei Herstellern gab, sind allerdings aus obigen Gründen vom Markt genommen worden. Dennoch ist eine gewisse Dunkelziffer solcher Befunde mit potenziell letalem Ausgang nicht auszuschließen.

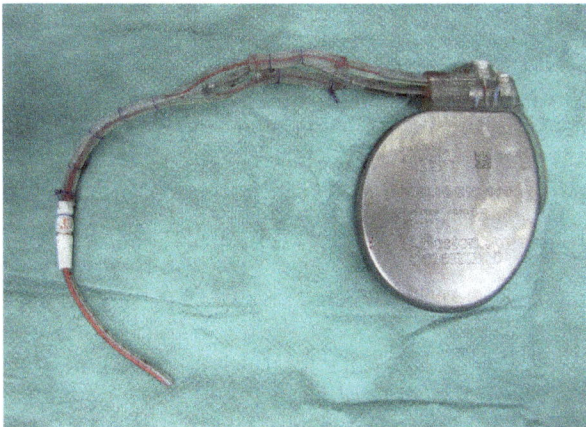

Abb. 8.10: Reparatur aller ICD-Elektrodenanteile sowie des gemeinsamen Elektrodenleiters.

Eine weitere Möglichkeit, eine transvenöse Elektrodenrevision zu vermeiden, gibt es zumindest bei Ausfall des Hochenergie-Anteils einer ICD-Elektrode. Fällt beispielsweise im Rahmen eines ICD-Aggregatwechsels bei korrekter Konnektion nach Reimplantation des Gerätes eine erhöhte Schockimpedanz bei ansonsten guten Elektrodenwerten einer DF-1-Elektrode auf, ist es möglich, mit einer relativ weit kaudal reichenden Insertion einer subkutanen Fingerelektrode eine möglicherweise komplexe transvenöse Sondenrevision zu umgehen. Diese Konfiguration erfordert jedoch eine intraoperative Testung, um sicherzustellen, dass die gewählte Elektrodenlage zumindest induziertes Kammerflimmern terminieren kann.

Die Differenzialdiagnose chronischer Schmerzen nach ICD-Implantation umfasst neben einer intramuskulären Implantation die Infektion und psychosomatische Beschwerden. Nach der zweiten Operation eines 70-jährigen Patienten, der primär zur Aggregatverlagerung bei langjähriger ICD-Therapie mit bereits zwei stattgehabten Aggregatwechseln kam, ist das Spektrum um den Befund nach Sondenreparatur zu erweitern (Abb. 8.11).

Tragisch bei diesem Patienten mit der in Abb. 8.11 gezeigten Elektrodenreparatur war die bereits vorhandene Chronifizierung der Schmerzen. Bei Schrittmacherpflichtigkeit hatte er einen entsprechend hohen Stimulationsbedarf mit mal weniger, mal mehr ausgeprägten pektoralen Sensationen. Auch nach Sondenwechsel bestanden weiterhin noch über längere Zeit ähnliche Beschwerden, die erst Monate später tendenziell abnahmen.

Glücklicherweise sehr selten fehlt im Konnektorblock der bei DF-1-Anschlüssen mit Single-Coil-Konfiguration notwendige DF-1-Pin zum Verschluss des nicht verwendeten Hochenergieanteils (SVC-Anteil).

Aufgrund der repetitiven Systemeigentests aktueller ICDs wurde ein Patient wenige Tage nach einem Aggregatwechsel durch Vibration auf eine Dysfunktion hingewiesen. Intraoperativ war der DF-1-Anschluß lose, der Pace-/Sense-Anteil in kleine

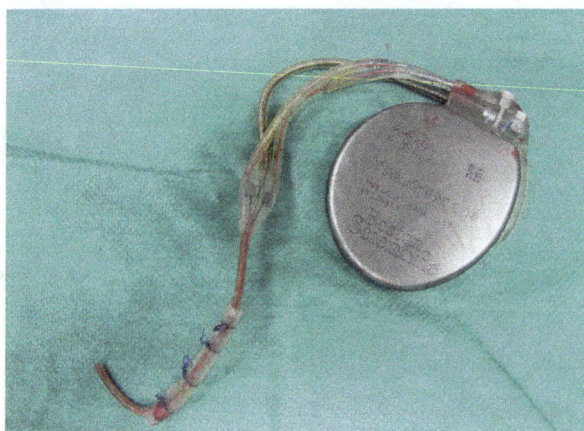

Abb. 8.11: Reparierter Leiter bei submuskulärer Gerätelage und chronischen Schmerzen im Bereich der ICD-Tasche.

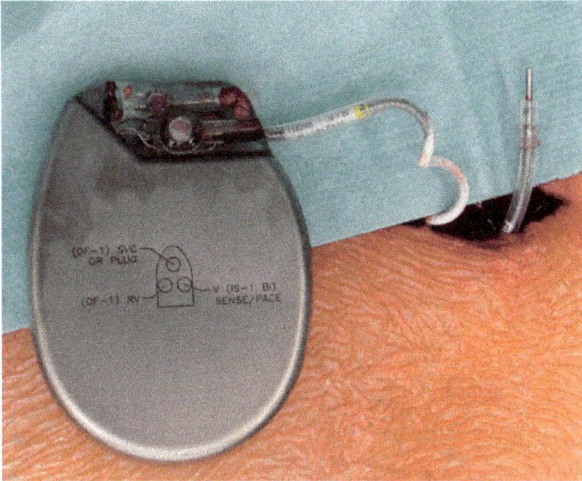

Abb. 8.12: Lose konnektierter DF-1-Anschluss und massive Torquierung des Pace-Sense-Anteils der ICD-Elektrode mit weißer Verfärbung der Isolation aufgrund der mechanischen Belastung.

Schleifen gelegt, so dass es durch die mechanische Belastung bereits zu einer Weiß-Verfärbung der Isolation kam (Abb. 8.12).

Sehr selten wird beim Aggregatwechsel festgestellt, dass ein Stecker nicht fest verschraubt wurde (Abb. 8.12); bei „Spiel" im Konnektorblock kann man mit dem Tag der Implantation bzw. des Aggregatwechsels beginnend Schwankungen der Impedanzwerte, ggf. auch anderer Parameter beobachten. Hier wurde zudem die RV-Elektrode so stark torquiert, dass es zu einer Weißfärbung der Isolation gekommen ist, wobei die elektrischen Parameter zumindest zum Reiz der Operation stabil und unauffällig waren. Die Elektrode wurde gerade verlaufend fest konnektiert. Nach 3 Jahren ist der Patient weiterhin in regelmäßiger Kontrolle mit stabilen Elektrodenwerten.

9 Elektroden, Wechsel und Revision

Ein Elektrodenwechsel ist rein formal eine einfache Sache, in der Praxis ergeben sich jedoch sehr oft eine Vielzahl von Möglichkeiten und Schwierigkeiten.

Einem Elektrodenwechsel geht stets eine Abfrage voraus, in der sich Unregelmäßigkeiten von Messwerten ergeben haben, die entweder bereits zu Fehlfunktionen geführt haben oder Fehlfunktionen verursachen könn(t)en.

9.1 Myokardperforation

Vor allem mit noch einliegendem Mandrin während der Platzierung können Perforationen auftreten und auch bereits während der Implantation zu akuten Symptomen im Sinne einer Perikardtamponade (Abb. 9.1) führen.

Dies gilt auch für großzügige Manöver mit Koronarsinus-Schleusen im Rahmen der Implantation transvenöser linksventrikulärer oder akzidentell fehlplatzierter rechtsventrikulärer Elektroden (Abb. 9.2).

Bei dem Patienten mit dem in Abb. 9.2 gezeigten Röntgenbild wurde bereits während der Intervention bei massivem Druckabfall und Zeichen einer Tamponade ein Pigtail-Katheter platziert und zunächst von einer Revision Abstand genommen. Diese wurde nach Stabilisation einige Tage später mittels Neuimplantation einer rechtsventrikulären Elektrode und Entfernen der perforierten Elektrode unter TEE-Kontrolle durchgeführt. Es kam zu einer geringeren Nachblutung, die jedoch nach Drainageneinlage nicht mehr nachlief. Die Drainage wurde nach 2 Tagen entfernt, noch für weitere 3 Tage erfolgten echokardiografische Kontrollen, die eine stabile Situation ohne erneute Ergussbildung erbrachten.

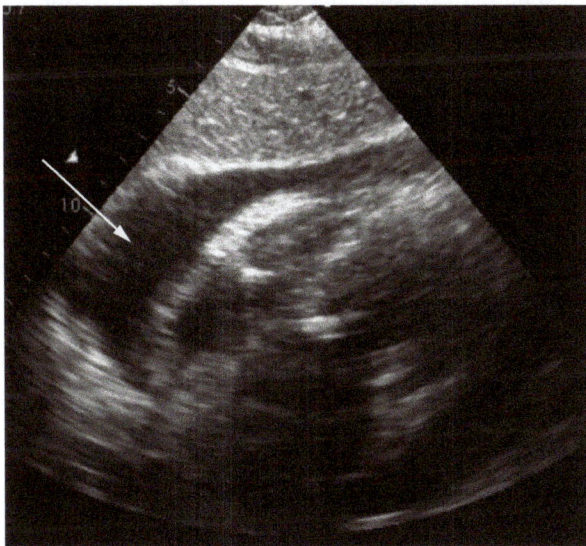

Abb. 9.1: Großer, zirkulärer Perikarderguss im Rahmen einer Elektrodenperforation.

https://doi.org/10.1515/9783110654257-009

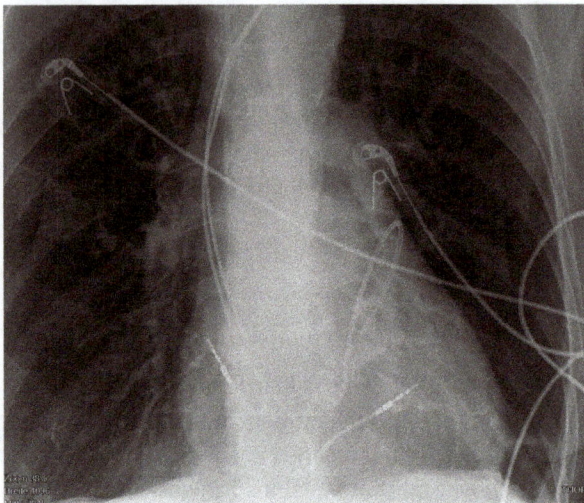

Abb. 9.2: Perforation des Koronarsinus mit einer rechtsventrikulären Elektrode.

Viele Perforationen bleiben zunächst unerkannt. Klinisch klagen Patienten über das Spüren elektrischer Impulse oder „Schmerzen in der Herzgegend", oftmals bereits zum Zeitpunkt der Implantation. Das Röntgenbild bestätigt dann die zumeist schon vermutete Verdachtsdiagnose. Nicht jede Perforation führt zu einer Tamponade mit den typischen klinischen Zeichen einer Jugularvenenstauung, vermindertem Blutdruck und entsprechend der Befundschwere entsprechender Klinik. Zahlreiche Perforationen bleiben daher vor allem bei fehlender Schrittmacher-Abhängigkeit unentdeckt. Bei Verdacht auf Perforation ist neben der Anfertigung eines p.a.-Bildes (Abb. 9.3a) nach Möglichkeit (stabile Hämodynamik) auch ein Lateralbild hilfreich. So lässt sich zumindest die ungefähre Lokalisation der Perforationsstelle besser bestimmen. Da Elektroden sogar das recht rigide Diaphragma perforieren können, ist es sehr hilfreich, vor einer Revision im Lateralbild bereits abschätzen zu können, ob eine Elektrode trotz des sehr auffälligen p.a.-Bildes höchstwahrscheinlich noch pleural, aber nicht subdiaphragmal liegt (Abb. 9.3b).

Selbst bei zunächst noch bestehenden Zeichen einer Tamponade können diese vor allem dann nachlassen, wenn das Perikard durch die Elektrode perforiert wurde. Von einem ausgeprägten Hämatothorax bis zu einem vollkommen fehlenden Flüssigkeitsnachweis in Perikard und Pleura kann jeglicher Befund bzw. Teilbefund bestehen. Grund für die oftmals fehlende Ergussbildung ist die Prädilektionsstelle für rechtsventrikuläre Elektrodenperforationen; einerseits besteht in dem Bereich sehr häufig eine erhebliche Fettschicht, weiterhin verlaufen die ventrikulären Myokardfasern gekreuzt, so dass sie einen mehr oder weniger guten „Abschluss" um die Elektrode bilden können; dies allerdings nur dann, wenn nicht beispielsweise durch eine fixierte Elektrodenspitze ein „Aufreiben" des Myokards stattfindet. Wie in Abb. 9.4

anhand einer passager bei infarktinduziertem AV-Block III° gezeigt, können auch vermeintlich „stumpfe", passagere Elektroden das Myokard perforieren.

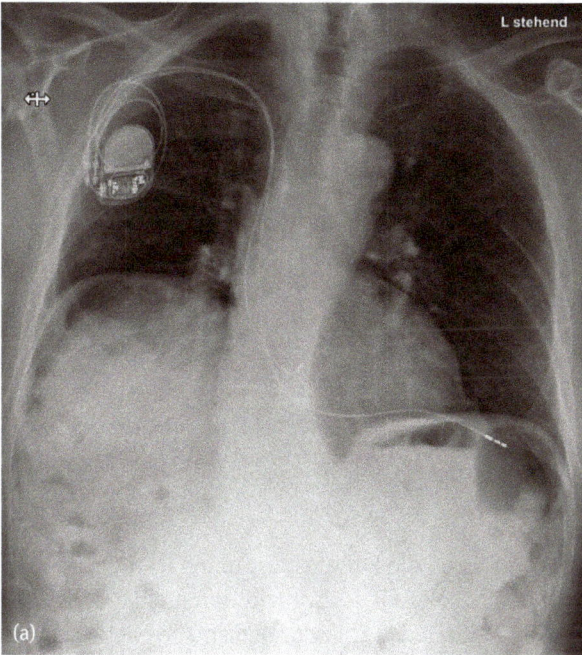

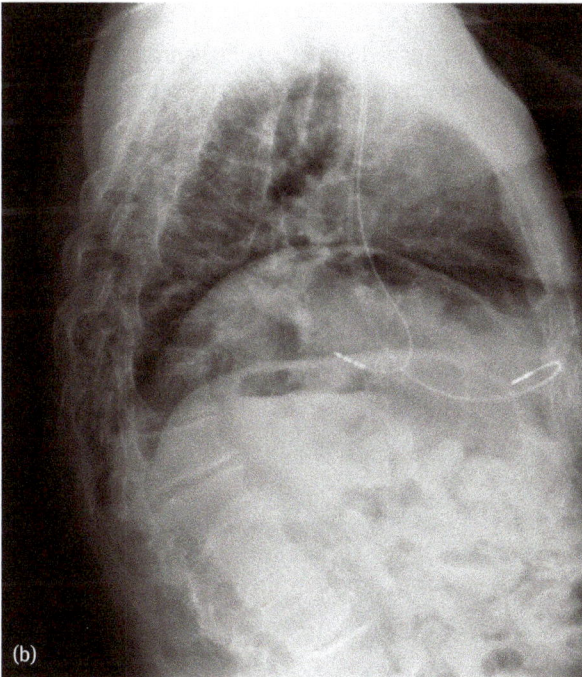

Abb. 9.3: a) Perforierte rechtsventrikuläre Elektrode mit scheinbar subdiaphragmaler Lage; b) laterales Bild des in a) gezeigten Befundes, der einen intrapleuralen Elektrodenverauf nahelegt.

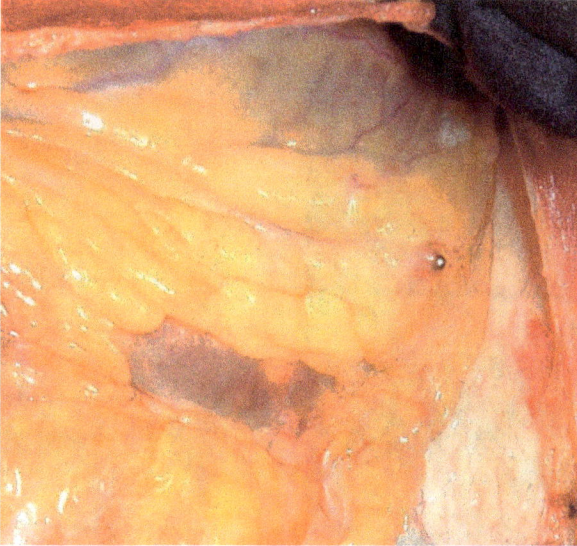

Abb. 9.4: Prädilektionsstelle für Elektrodenperforationen nahe der LAD.

Bei Abb. 9.4 ist der Patientenkopf links, die Füße rechts, unten ist die linke und oben die rechte Seite des Patienten: Die Elektrodenspitze ragt unmittelbar neben der LAD noch auf rechtsventrikulärer Seite durch das Epikard. Dementsprechend schwierig ist die Versorgung anhaltend blutender Perforationsstellen in diesem Bereich. Nach Retraktion der Elektrode bestand auch bei diesem Patienten keine Indikation für eine Übernaht, jedoch ist vor allem bei ausgedünntem rechtsventrikulärem Myokard durch anlagebedingte oder erworbene Faktoren das Myokard, oft auch das umgebende Fett nicht in der Lage, die Läsion eigenständig zu schließen. Die häufiger beschriebene Schmerzsymptomatik (elektrische Schläge, Brennen, Stiche) ist vielfach der einzige Hinweis, der allerdings bei Durchtritt der Elektrode über die Grenze des Perikards dann auch wieder nachlassen (Abb. 9.5) kann oder zu Phrenicusaffektionen führt.

Ist die Elektrode platziert, besteht über die gesamte Zeit des Vorhandenseins ein geringes, aber stetiges Risiko einer latenten oder progressiven Myokardperforation durch die Ventrikelbewegung und Elektrodenspannung (z. B. übermäßige Schleifenbildung). So können Perforationen auch Jahre nach der Implantation auftreten (Abb. 9.7).

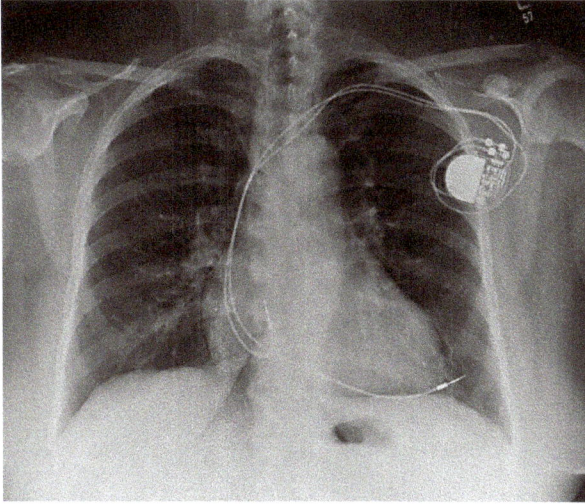

Abb. 9.5: Rechtsventrikuläre Elektrodenperforation mit allenfalls geringer Ergussbildung trotz Überschreitens der Perikardgrenze.

Bei einer 81 Jahre alten Patientin kam es vier Wochen nach Implantation eines DDDR-Systems zu einer Schwindelsymptomatik, die den ursprünglichen Symptomen vor Schrittmacherimplantation ähnelten. Allerdings waren die zum Zeitpunkt der Operation bereits bemerkten Schmerzen in der Herzgegend stärker geworden und reagierten nicht auf die verordneten peripheren Analgetika. In der Abfrage zeigten sich verschlechterte Werte der Reizschwelle und eine Verminderung der Wahrnehmung bei ähnlicher Impedanz. Nachdem sie zunehmend unter Luftnot litt, wurde sie nach der echokardiographischen Untersuchung (Abb.9.6c) zur Entlastung des Perikardergusses und Korrektur der Schrittmacher-Elektrodenlage zugewiesen. Das zuvor als „unauffällige Elektrodenlage" (Abb. 9.6a,b) beschriebene Röntgenbild erwies sich als manifeste Perforation, die vermutlich bereits während oder kurz nach der Operation aufgetreten ist und erst nach Ausbildung eines Ergusses zur Sanierung des Befundes führte. Retrospektiv bereits die Elektrodenlage im postoperativen Röntgenbild auffällig.

Chronisch punktueller Druck der Elektrodenspitze auf das Endo- und Myokard führt vielfach zu Sensationen, die links thorakal – im Falle einer Vorhofelektrodenperforation auch rechts thorakal – in der Regel mit dem Herzschlag assoziiert sind. Bei Stimulation kann dies gleich oder verstärkt sein. Selbst eine chronische Phrenicus-Stimulation fällt gelegentlich erst im Rahmen eines geplanten Aggregatwechsels auf (Abb. 9.7).

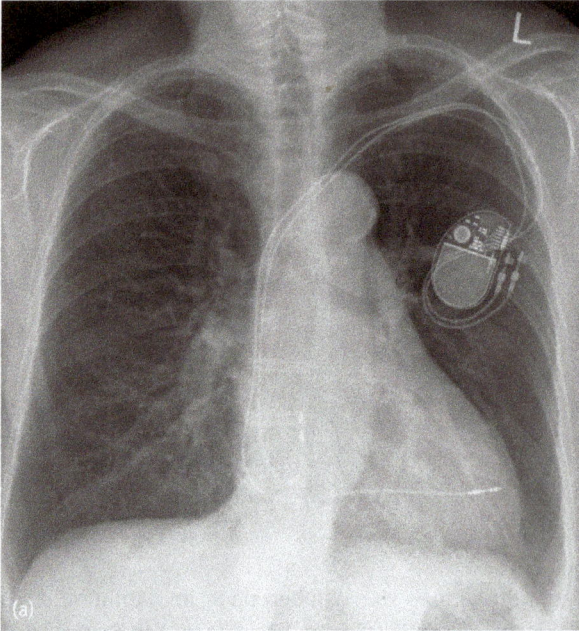

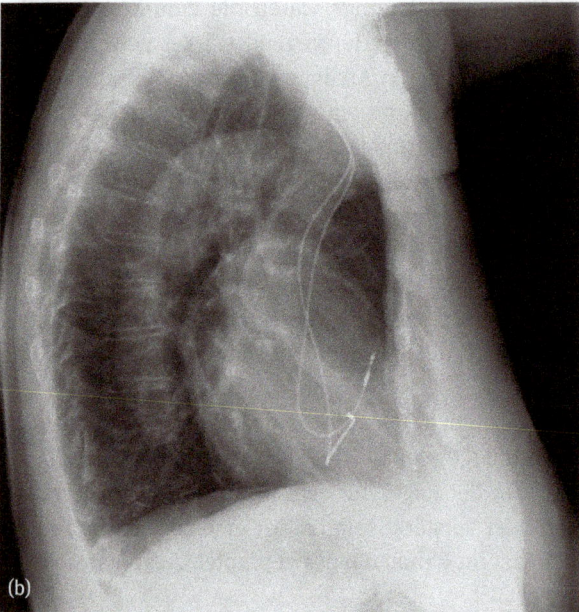

Abb. 9.6: a) Perforation einer rechtsventrikulären Elektrode bis zur Thoraxwand; b) laterale Ansicht einer bis zur Thoraxwand reichenden rechtsventrikulären Elektrode.

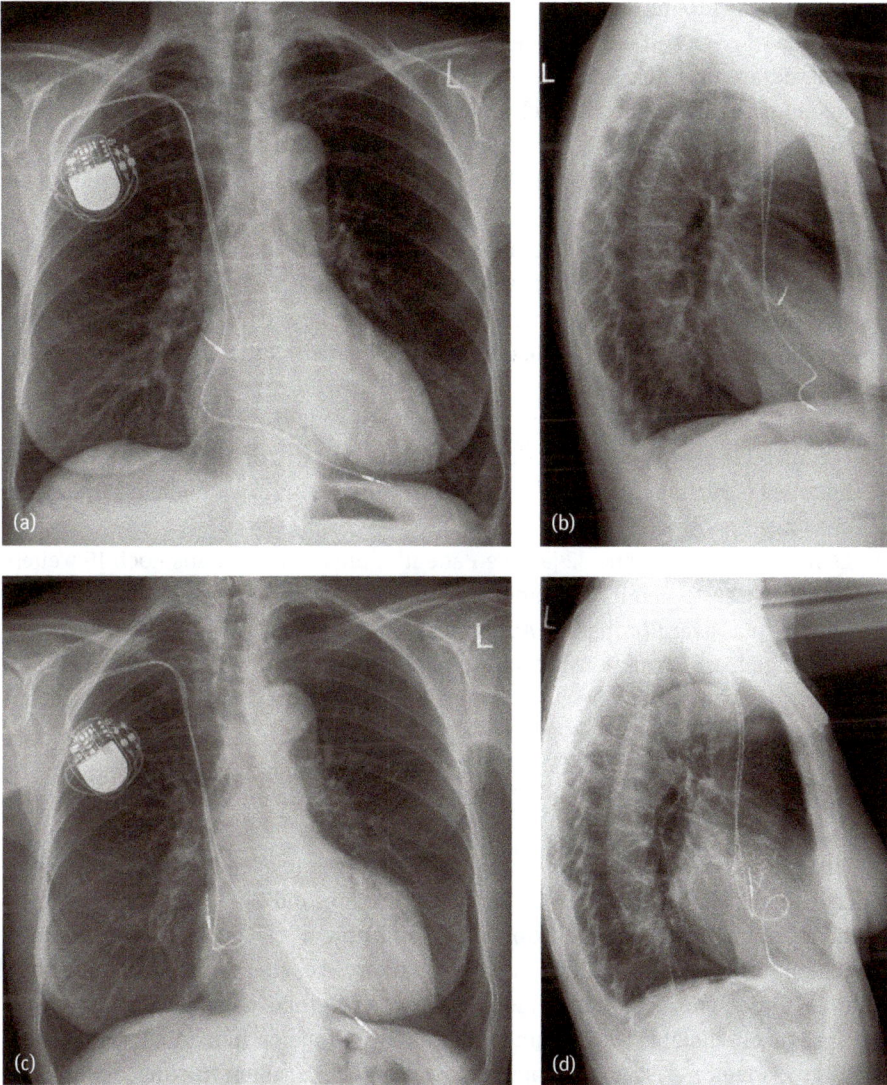

Abb. 9.7: a) Postoperative p.a.-Röntgendarstellung eines rechtsseitig implantierten Schrittmacher-systems nach Erstimplantation, 8 Jahre vor dem nächsten Aggregatwechsel; b) postoperative seitliche Röntgendarstellung eines rechtsseitig implantierten Schrittmachersystems nach Erstimplantation, 8 Jahre vor dem nächsten Aggregatwechsel; c) präoperative p.a.-Darstellung des DDDR-Systems 8 Jahre nach Erstimplantation; d) präoperative seitliche Darstellung des DDDR-Systems 8 Jahre nach Erstimplantation.

Die bei Erstimplantation 74 Jahre alte Patientin wurde ohne weiteren Kommentar nach 8 Jahren Aggregatlaufzeit und drohender Batterieerschöpfung zum Aggregatwechsel angemeldet. Es bestand bei der schlanken Patientin im Liegen eine permanente, gut sichtbare Phrenicus-Stimulation. Danach gefragt, meinte sie, sie hätte das Zucken eher mit einem Aorteneingriff vor 6 Jahren in Zusammenhang gebracht und sich daran gewöhnt. Bei einer mit 2,0 V/0,5 ms guten Reizschwelle, die jedoch bereits auf dem Niveau der Reizschwelle zu einer Phrenicusstimulation führt, blieb letztlich nur die Möglichkeit, entweder die RV-Elektrode zu extrahieren oder eine zweite RV-Elektrode zu inserieren. Für das Belassen der Elektrode sprachen viele Faktoren:

a) Die Elektrode liegt bereits seit Jahren offenbar stabil, da in der präoperativen Diagnostik kein Perikarderguss gesehen werden konnte.

b) Aufgrund der bestehenden Phrenicusstimulation liegt ein räumlich enger Bezug der Elektrodenspitze zum Perikard nahe, der bei Extraktion ein erhöhtes Perforationsrisiko bedeutet.

c) Es fehlt eine Klasse-I-Indikation zur Extraktion, da keine Infektion vorliegt.

d) Die MRT-Tauglichkeit war bei dieser Patientin ohne vitale Indikation für wiederholte MRT-Untersuchungen ebenfalls kein Grund, ein MRT-taugliches System zu erzwingen.

e) Es handelt sich um eine 82-jährige Patientin, die zwar durchaus noch 15 weitere Lebensjahre vor sich haben kann, jedoch ist in diesem Lebensabschnitt die Ausbildung massiver fibrotischer Adhäsionen eher nicht zu erwarten, so dass bei einer möglichen Extraktionsindikation nach einigen Jahren der Unterschied zwischen dem bestehenden und späteren Risiko insbesondere unter Berücksichtigung von b) eher gering erscheint

Gegen das Belassen spräche das mögliche Risiko, bei weiterem Durchtritt der Elektrode durch das Myokard eine Perforation zu riskieren.

Derartige Abwägungen sind nicht einfach; nicht immer sind Patienten dazu in der Lage, eigenverantwortlich nach Darstellen des Für und Wider eine Entscheidung zu treffen, zumal noch weitere Faktoren wie Erfahrung des Operateurs, Nebenerkrankungen mit erhöhtem Risiko bei Intubationsnarkose etc. eine Rolle spielen. Insofern helfen Leitlinien oder Expertenmeinungen zwar, eine grobe Marschrichtung vorzugeben, im Einzelfall steht jedoch immer ein Patient mit vielen individuellen Gegebenheiten vor einem, der streng genommen ausgesprochen selten in eine „Schublade" eingeordnet werden kann.

In den Röntgenbildern lässt sich eine geringe, bezüglich der Symptome jedoch relevante ventrokaudale Migration der Elektrode erkennen. Die zusätzliche Implantation einer RV-Elektrode wurde bei fehlenden Ergusszeichen und der Vermutung einer aktiven Fixation der RV-Elektrode in der posterioren Koronarvene einem Sondenwechsel bei der mittlerweile 82-jährigen, sehr rüstigen Patientin vorgezogen; im Verlauf hat sie nach einem Jahr in der Echokardiografie auch weiterhin keine Zeichen eines Ergusses, der bereits bei mechanischer Reizung des Perikards noch vor der vollständigen Perforation Zeichen einer Progression wäre. Regelmäßige echokardiografische Kontrollen sind daher durchaus sinnvoll.

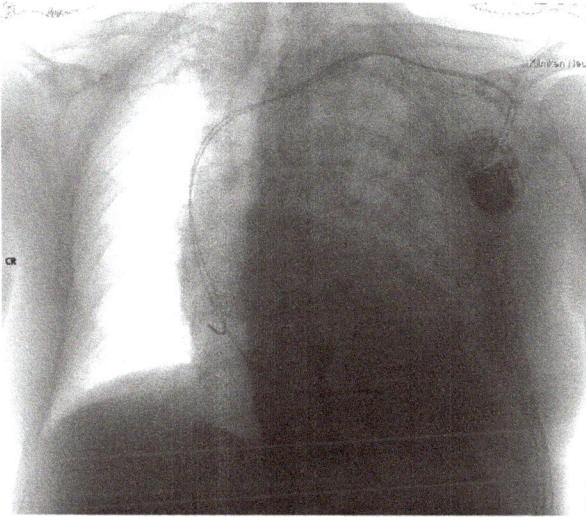

Verschattung des linken Hemithorax nach linksseitiger Schrittmacherimplantation.

Es lohnt sich bei jeder vermuteten Perforation der echokardiografische, gegebenenfalls radiologische Ausschluss eines Perikard- und Pleuraergusses (Abb. 9.8).

Vor allem bei massiven Befunden ist die Echokardiografie rascher und bei entsprechendem Befund auch ohne radiologische Absicherung aussagekräftig. Dennoch erfolgt in der Regel mindesten ein Röntgen-Thoraxbild, was durch Darstellung der implantierten Anteile gegenüber der Echokardiografie überlegen ist. Abb. 9.8 zeigt einen breiten Herzschatten und eine Hemiverschattung links bei Perforation der rechtsventrikulären Elektrode, die in der Echokardiografie deutlich, in der radiologischen Darstellung nicht unbedingt zu diagnostizieren ist. Eine fehlende Ergussbildung ist jedoch auch kein sicherer Ausschluss einer Perforation (s. Abb. 9.3). Wichtig ist die stationäre, am besten Intensivmedizinische Überwachung des Patienten, eine 24-Stunden-Telemetrie und die sofortige Verfügbarkeit eines externen und temporär transvenös platzierbaren Schrittmachers, sofern eine schrittmacherpflichtige Herzrhythmusstörung besteht.

Nicht immer ist es ein gutes Zeichen, wenn sich präexistente Beschwerden wie Druckgefühl, Gefühl eines angeschwollenen Halses, Stiche oder elektrische Impulse spontan bessern. Es lohnt sich in jedem Falle eine erneute Echokardiografie durchzuführen, da eine Ergussbildung durch Minimieren der Reibung der Elektrodenspitze am Perikard möglicherweise eine Beschwerdelinderung bewirkt. Gelegentlich führen Perforationen durch das Perikard hindurch zunächst zu einer Entlastung der hämodynamischen Einschränkung und oben genannter Beschwerden. Vor allem bei rascher Besserung kann die Entlastung mit passagerer Besserung von einem erheblichen Volumenverlust in die Pleura gefolgt sein, was dann zu den typischen Symptomen des Volumenmangels führt und potenziell, wie auch eine ausgeprägte Tamponade lebensbedrohlich ist.

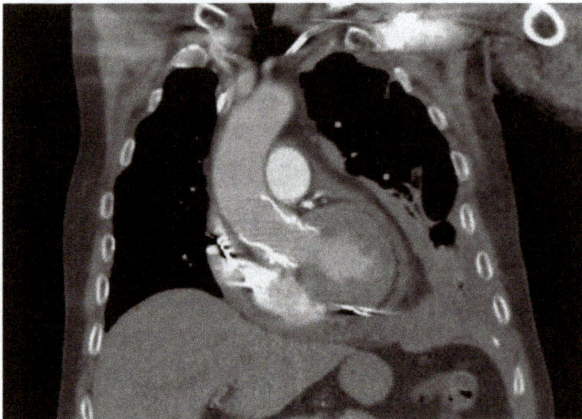

Abb. 9.9: Hämatothorax und Perikarderguss bei einem Patienten nach Schrittmacherimplantation (AV-Block III° nach interventionellem Aortenklappenersatz).

Insofern ist es tatsächlich für eine adäquate und zeitnahe Revision nicht entscheidend, durch vollständiges Ausschöpfen der diagnostischen Möglichkeiten noch bei einer akuten Tamponade eine Computertomografie durchzuführen, auch wenn sie die Ergebnisse der Echokardiografie und des Röntgen-Thorax bestätigt (Abb. 9.9).

Bei dem in Abb. 9.9 gezeigten Befund handelt es sich um die Computertomographie eines ausgeprägten Hämatothorax, eines Pneumothorax und einer bis in die Pleurahöhle reichender rechtsventrikulären Elektrode. Nebenbefundlich befindet sich eine Stentformation im Bereich des linksventrikulären Ausflusstraktes und der Aorta als indirektes Zeichen auf eine transarteriell implantierte Aortenklappe. Eine Sternotomie mit Übernaht der Perforationsstelle war nach Anlage einer Pleura- und einer Perikard-Drainage und Retraktion der rechtsventrikulären Elektrode nicht notwendig, allerdings ist eine Vorbereitung auf die mögliche Erweiterung des Eingriffes essenziell.

Bei akuten Perforationen (Abb. 9.10a) richtet sich das Vorgehen nach der Klinik.

Besteht kein oder nur ein marginaler Saum im Perikard und keine Einblutung in die Pleura trotz eindeutiger Position der Elektrodenspitze im linken Hemithorax, ist es sicherer, vor der Elektrodenretraktion eine neue Elektrode zu implantieren, da hierdurch einerseits eine kontinuierliche Stimulation gewährleistet ist, andererseits der Fixationsmechanismus gesichert ohne mögliche Koagel, Fettgewebs- oder fibrotische Materialien gesichert ist. Bei Weiterverwenden der perforierten Elektrode besteht das Risiko, dass der Fixationsmechanismus durch Koagel, Fettgewebs- oder fibrotische Materialien nicht oder nur noch eingeschränkt funktioniert (Abb. 9.10b). Bei nur Stunden bis Tage zurückliegenden Perforationen kann gegebenenfalls auch bei Neuimplantation auf eine Punktion verzichtet und die Elektrode über die V. cephalica platziert werden.

Differenzialdiagnostisch sind die typischen Beschwerden bei Elektrodenperforationen bei sehr sensitiven Patienten schwierig von den Auswirkungen der unphysio-

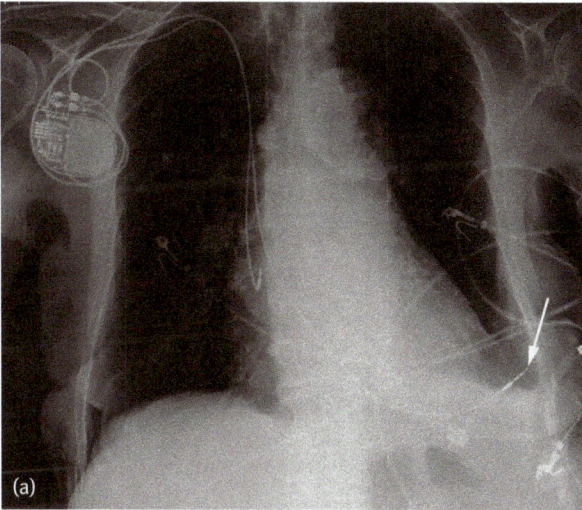

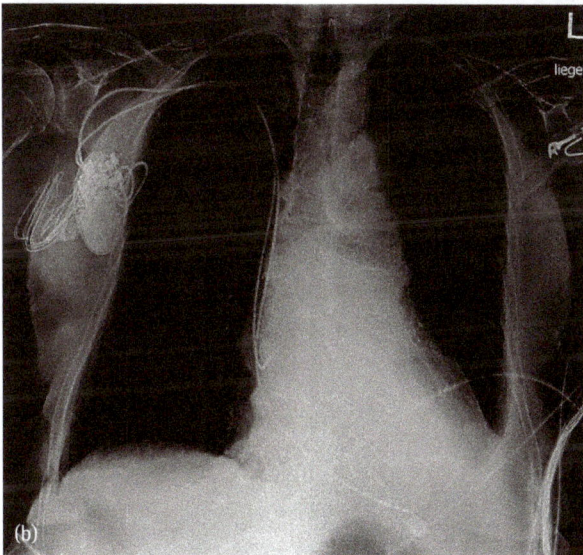

Abb. 9.10: a) Bis zur Thoraxwand reichende rechtsventrikuläre Elektrode, p.a.-Ansicht;
b) postoperative p.a.-Aufnahme
der gleichen Patientin wie in
a) nach Elektrodenwechsel.

logischen Stimulation zu unterscheiden, vor allem dann, wenn sie eher als Unwohl-
sein, Druck und nicht wie oben beschrieben als „elektrischer Impuls" mit eher ste-
chendem, scharfem Charakter angegeben werden. Bei apikaler Position der rechtsventrikulären Elektrode kann die unphysiologische Erregungsausbreitung vom Apex
in Richtung Basis per se durch die differente AV-Überleitung als unangenehm empfunden werden. Bevor eine Umplatzierung der Elektrode erwogen wird, kann bei vielen Patienten durch Minimierung der Amplitude bzw. Vermeidung unnötiger ventrikulärer Stimulation eine erhebliche Verbesserung erreicht und eine Revisionsoperati-

on umgangen werden. Engmaschigere Kontrollen können helfen, das weitere Prozedere mit objektivierbaren Befunden entsprechend festzulegen.

Bleiben die Beschwerden bestehen oder ist eine permanente Stimulation erforderlich, bleibt die Replatzierung bzw. Neuimplantation der Elektrode im Bereich des His-Bündels, septal (Abb. 9.11) oder im Bereich des Ausflusstraktes die einzige Option.

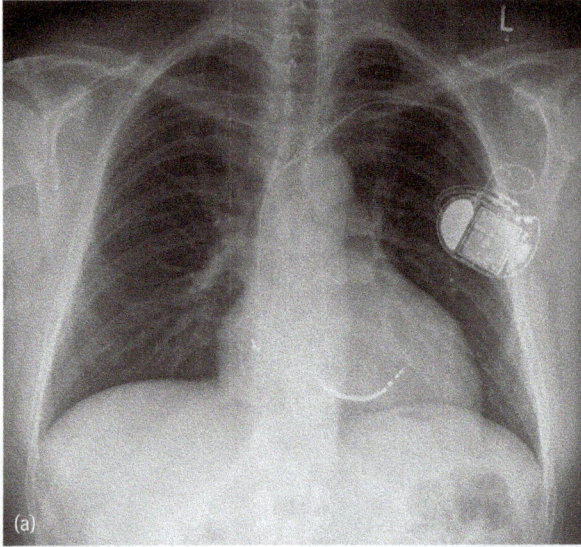

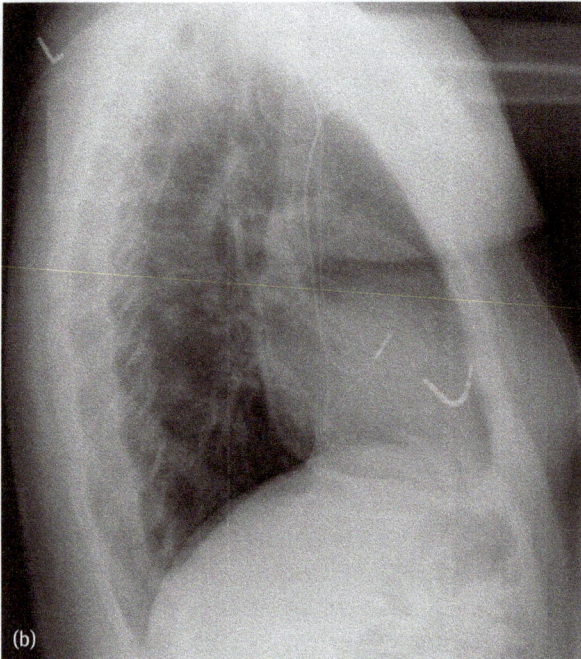

Abb. 9.11: a) Septale Lage einer ICD-Elektrode, p.a.-Ansicht; b) septale Lage einer ICD-Elektrode, Seitansicht.

Bei der Revision ist es günstig, wenn der Patient lediglich in Lokalanästhesie bzw. leichter Analgosedierung operiert wird, um bei maximaler Stimulation (10 V/1,0 ms) eventuell weiterhin bestehende Beschwerden auszutesten; hierbei ist wichtig, vorher zu klären, ob die Beschwerden lageabhängig bestehen.

Eine gute Möglichkeit zur raschen Sicherung einer Sondenperforation bei weniger zeitkritischen Befunden ist eine Schrittmacherabfrage. Oft ist die Verschlechterung der Wahrnehmung und der Reizschwelle vor allem bei unipolarer Programmierung (Elektrodenspitze versus Gerät) der Elektrode richtungsweisend. Um dieses Zeichen zu erhalten, muss jedoch die Helix bereits weitgehend oder vollständig epikardial liegen.

Wie bereits beschrieben, erfolgt die Anfertigung einer Computertomografie bei Verdacht einer Sondenperforation bei vielen Kliniken reflexhaft (Abb. 9.12); dem weiterbehandelnden Kollegen hilft dies in der Regel wenig, da sich das Prozedere nach dem Ausmaß bestehender Ergussbildungen in Perikard und/oder Pleura richtet.

In Abb. 9.12 ist die Darstellung der rechtsventrikulären Elektrode scheinbar ideal und erlaubt Rückschlüsse auf eine mögliche Fixation der Elektrodenspitze im Bereich des Perikards.

Liegt keine Ergussbildung vor, kann unter hämodynamischer und TEE-Kontrolle eine Elektrodenrevision zunächst ohne Drainageneinlage erfolgen; bei relevanten Perikard- und Pleuraergüssen ist die entsprechende Drainage der zunächst durchgeführte Operationsschritt. Bei Verletzungen der Lunge oder von Hohlorganen ist das Thoraxbild aussagekräftig genug, so dass dem CT insbesondere zur Diagnosesicherung keine effektive Bedeutung zukommt; zudem verzögert sich durch zusätzliche Bildgebung die definitive Behandlung, bis zu der ein Patient mit Myokardperforation sich potenziell in einem lebensbedrohlichen Zustand befindet.

Zudem ist die Genauigkeit eines CT bezüglich der Beurteilung der Elektrodenspitzenlage aufgrund der Bewegungsartefakte auch Quelle falsch positiver Befunde. Bei dem vorliegenden Patienten, der nichtsahnend wegen Hustens eine Röntgen-

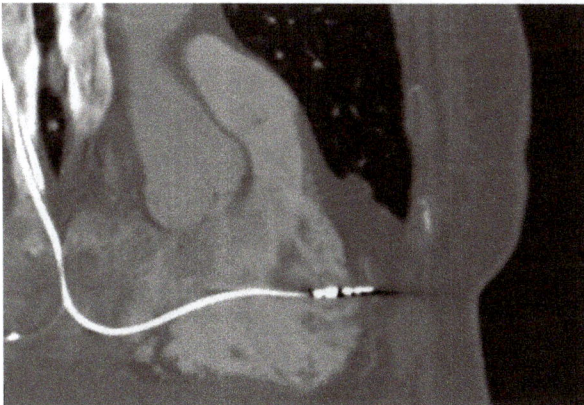

Abb. 9.12: Darstellung einer transmyokardial perforierten rechtsventrikulären Elektrode im Bereich der ventralen Wand des rechten Ventrikels mit Perikarderosion.

Thorax-Aufnahme bekam, wurde trotz seit 4 Jahren unveränderter Sondenposition und völlig stabilen Elektrodenwerten der Verdacht auf eine Perforation gestellt und zum Beweis das CT durchgeführt. Die „Schwere" des Befundes führte zu einer Einweisung per Hubschrauber von dem nach wie vor völlig beschwerdefreien Patienten. Obwohl die Indikation zweifelhaft war, befürwortete der Patient „zur Sicherheit" eine Elektrodenrevision, die eine angesichts der Zeit relativ leicht zu entfernende Elektrode ergab. Das Ausbleiben einer Perforation bei Sondenentfernung ist zwar keineswegs dafür beweisend, dass keine Perforation vorlag, aber das Verhalten des relativ freien Sondenkopfes sprach eindeutig gegen eine Perforation.

Vor allem bei fehlendem Erguss und noch nicht vollständigem Durchtritt der Elektrode durch das Myokard ist die definitive Festlegung einer Sondenperforation durch die entstehenden Artefakte praktisch unmöglich. Ein sehr einprägsamer Beweis, dass das CT durch die Rechenleistung zwar schöne Bilder liefern kann, dennoch zu Fehlinterpretationen führt, ist das Bild einer Elektrode eines funktionierenden, nicht perforierten VVI-Schrittmachersystems, dessen CT-3D-Rekonstruktion zwei aus dem Myokard vorragende Elektroden ergibt (Abb. 9.13).

Bei echokardiografisch gesichertem Perikarderguss gibt das Computertomogramm keine weiteren Informationen, die für die Therapie von Bedeutung sind; hier muss umgehend in einem Zentrum unter Herz-Lungen-Maschinen-Bereitschaft und sämtlichen Vorkehrungen für einen eventuellen Anschluss an die Herz-Lungen-Maschine eine Perikard-Drainagenanlage, ggf. Übernaht der Perforation erfolgen. Ein perikardialer Pigtail-Katheter (Abb. 9.2) kann im Notfall bei schwerster Symptomatik mit drohender Reanimationspflichtigkeit ein überbrückendes Verfahren sein, um die Akutsituation zu beherrschen. In der Regel ist das dünne Lumen recht schnell thrombotisch verschlossen, so dass die lebensbedrohliche Situation weiterbesteht.

Wenig sinnvoll ist es, die perforierte Elektrode zu belassen und zur Sicherstellung bzw. Wiederherstellung der Schrittmacherfunktion ausschließlich eine weitere Elektrode zu platzieren, da die Elektrode im Verlauf noch weitere Strukturen per-

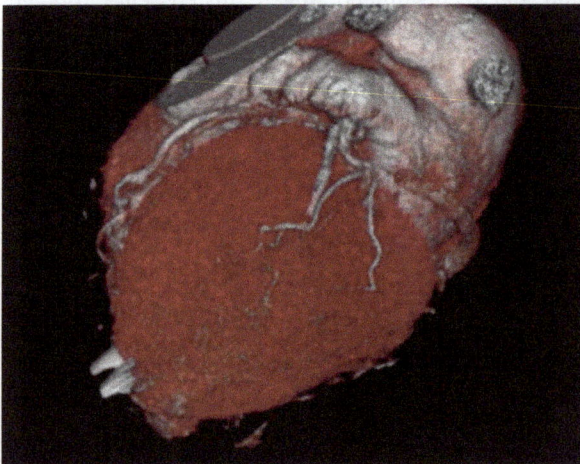

Abb. 9.13: Vermeintlich zwei ventrikulär perforierte Elektrodenspitzen bei implantiertem, völlig blandem und funktionierendem VVIR-System.

forieren und durch Fixation spätestens im Bereich der Thoraxwand einen Einriss der rechtsventrikulären Strukturen begünstigen kann, selbst wenn über Monate eine stabile Situation ohne Perikarderguss besteht.

Beispielhaft für die sehr dünnwandige Struktur des rechten Ventrikels und die sich daraus unmittelbar ergebende Notfallsituation, die durch eine Drainage definitiv nicht zu beherrschen ist, ist der Befund eines 82 Jahre alten Patienten mit einer unipolaren, seit 27 Jahren implantierten Elektrode, der zur Sondenextraktion bei Sondenendokarditis vorgestellt wurde: Die Laserschleuse war nach Lösen erheblicher Adhäsionen im oberen Venensystem bis in die Vena cava superior vorzuschieben. Bei weiterer Präparation löste sich die Elektrode weitestgehend von der Vena cava superior und den Strukturen im Vorhof und der Trikuspidalklappe ab. Ohne weiteres Vorschieben der Schleuse löste sich die Elektrode unter leichtem Zug und konnte vollständig geborgen werden. Mit geringer zeitlicher Verzögerung kam es zu einem sukzessiven Abfall der systolischen Blutdruckwerte und einem ZVD-Anstieg. Die sofortige Thorakotomie mit Anschluss einer Herz-Lungen-Maschine ergab nach Entlastung der Herzkammer eine stecknadelkopfgroße Perforation am Apex, die mit einer patchbewehrten Naht leicht zu verschließen war. Nach Volumengabe zeigte sich etwas weiter zur Basis eine weitere, zunächst kleine Perforation, die sich rasch zu einem Einriss der gesamten rechtsventrikulären Wand ausweitete. Somit war nicht einmal eine extreme Verwachsung der sehr dünnen Elektrode mit dem Endokard notwendig, um die Integrität der Muskelfasern durch die Entfernung der endokardial platzierten Elektrodenspitze zu zerstören. Dem resultierenden intramuskulären Hämatom entlang der Faserrichtung hielt dann auch das Epikard nicht stand. Der Befund konnte mit einer Naht über Filzstreifen beherrscht werden. Um ihm eine weitere Operation zu ersparen, wurde bei offenem Thorax ein epikardiales VVI-System mit einer linksventrikulären epikardialen Elektrode implantiert. Der Patient blieb auch in der Folge hämodynamisch stabil und konnte 4 Tage später wieder nach Hause entlassen werden.

9.2 Inadäquate Schockabgabe

Eine für den Patienten sehr traumatische Fehlfunktion ist die Abgabe eines Schocks über den ICD, dem keine entsprechende Herzrhythmusstörung zugrunde liegt. Da die Hämodynamik bei adäquaten Schocks zumeist so weit kompromittiert ist, dass der Patient die schmerzhafte Schockabgabe nicht mit vollem Bewusstsein wahrnimmt, ist die „ungefilterte" Schockwahrnehmung in der Regel mit erheblichen Schmerzen verbunden, die durchaus soweit führen können, dass der Patient die Therapie auf Dauer ablehnt und gegebenenfalls sogar eine Explantation des Systems wünscht, auch wenn eine entsprechende Programmierung die antitachykarde Therapie auch dauerhaft deaktivieren kann.

Auf der anderen Seite gibt es Patienten, die die inadäquate Schockabgabe kaum wahrzunehmen scheinen und erst Tage nach dem Auftreten zur Nachkontrolle kommen. Ein Patient, dessen Hobby ausgedehnte Baumaßnahmen an seinem alten Bauernhof inklusive der Verwendung schwerer Bohrhämmer war und der durch entsprechende Störsignale insgesamt acht Schockabgaben bekam, bleibt in steter Erinnerung, zumal er den verspürten Schmerz im Rahmen seiner geliebten Tätigkeit nicht zum Anlass nahm, die Bauarbeiten zu unterbrechen und den Bohrhammer bis zur Beendigung der Arbeiten weiter verwendet hat, obwohl ihm der Zusammenhang bekannt war.

Ein anderer, sehr junger Patient mit drei ICD-Elektrodenrevisionen innerhalb von 6 Monaten bei Elektrodenbrüchen mit ebenfalls schmerzhafter inadäquater Schockabgabe wies bei allen Sondendefekten Leiterbrüche knapp proximal des Sleeves auf. Nach dem dritten Bruch mit erneuter Indikation zum Elektrodenwechsel fiel in einem etwas längeren Anamnesegespräch auf, dass er beinahe unwillkürlich mit dem linken Zeigefinger in Richtung der bei ihm in der Tiefe tastbaren Elektrodenanteile ging. Die gezielte Befragung ergab, dass er tatsächlich den ganzen Tag über sehr häufig mit seinem Finger tief in den Bereich der Mohrenheim'schen Grube auf die Elektrode drückt und damit die mögliche Konsequenz einer inadäquaten Schockabgabe in Kauf nimmt.

9.3 Sonstige dysfunktionale Elektroden

Neuere Studien legen nahe, dass der Verbleib dysfunktionaler Elektroden im Langzeitverlauf problematischer als rein funktionale Systeme ist. Vor allem bei jüngeren Patienten mit einer erwarteten Lebensdauer von mehr als 15 Jahren wird daher eher zu einer Extraktion, als zu einer Stilllegung tendiert [22]. Dieses Prinzip lässt sich auf sämtliche dysfunktionale Elektroden anwenden. Letztlich entscheidet der Patient, ob er das geringe, aber präsente Risiko einer Extraktion in Kauf nimmt und sich gegen die Stilllegung entscheidet.

Ein Patient mit primärprophylaktischem Einkammer-ICD ist im Internet zufällig über eine Herstellerwarnung der ihm implantierten Elektroden „gestolpert". Auf Nachfrage wurde er bei zudem beginnender Aggregaterschöpfung einbestellt. Er wünschte ausdrücklich die Sondenextraktion. Der Befund bei der Extraktion erstaunte insofern, als bei dem mit 52 Jahren relativ jungen Patienten bereits 6,5 Jahre post implantationem eine erhebliche Fibrose zwischen Isolation, externalisierten Leitern und den Gefäßstrukturen bestand, was anhand der extrahierten Elektrode gut sichtbar ist (Abb. 9.14).

Die Abb. 9.14 bestätigt, dass externalisierte Leiter durch die eigene Isolation (blau gefärbt) zwar noch elektrisch intakt sein können, jedoch ist gerade in den Bereichen der Isolationsbrüche eine erhebliche Fibrose vorhanden, die bereits nach etwas über 6 Jahren zu Kalzifikationen führen kann.

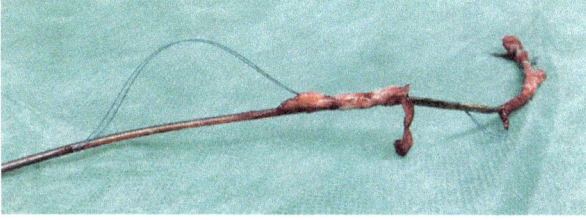

Abb. 9.14: Deutlich aus dem Elektrodenlumen reichende externalisierte Leiter bei einer Riata®-Elektrode.

Ein Vorteil der frühzeitigeren Extraktion besteht darin, dass die Adhäsionen in Relation zu einer möglichen späteren Klasse I-Indikation geringer ausgeprägt sind. Insofern ist in der zitierten Stellungnahme [22] eine Mindest-Lebenserwartung von 15 Jahren als ungefähres Maß für oder gegen eine Elektrodenentfernung gewählt. Die 15 Jahre sind nicht willkürlich, sondern entsprechen einem mittleren Elektrodenhaltbarkeitszeitraum.

9.4 MRT-Tauglichkeit

Die MRT-Tauglichkeit ist trotz der bestehenden erheblichen Restriktionen ein Kriterium, sowohl bei Neuimplantationen als auch bei Elektrodenrevisionen die mögliche MRT-Tauglichkeit zu beachten. Noch heute finden sich liebevoll implantierte MRT-taugliche Elektroden, die an das Aggregat eines differenten Herstellers konnektiert sind, was de facto eine MRT-Tauglichkeit ausschließt (Abb. 9.15).

Insofern ist gerade bei Elektrodenrevisionen und Aggregatwechseln beachtenswert, durch entsprechende Wahl des Materials MRT-Tauglichkeit herzustellen oder zu erhalten.

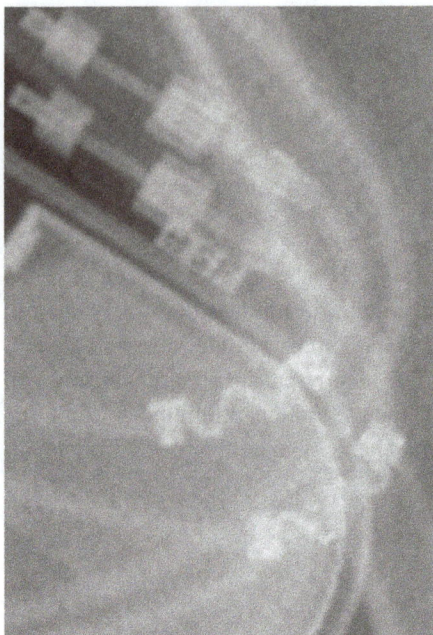

Abb. 9.15: Etwas sinnfreie Verwendung explizit MRT-tauglicher Elektroden (strahlendichte Umwicklung der Elektroden ca. 2 cm vom Konnektorblock entfernt) mit einem Aggregat eines differierenden Herstellers (an der Röntgenkennung im Bereich des Konnektorblocks erkennbar).

9.5 Stilllegen von Elektroden

Da Elektroden Leiter darstellen, die selbst im dysfunktionalen Zustand größere elektrische Felder möglicherweise überleiten und zu Fehlfunktionen der funktionalen Bestandteile von Herzschrittmachern und ICDs führend können, werden sowohl in toto verbleibende als auch durchtrennte Elektroden mit sogenannten „Blindkappen" abisoliert. Ein eigentümliches Röntgenbild (Abb. 9.16a) entpuppte sich intraoperativ als ausgesprochen sorgfältig abgekappter Elektrodenrest, der allerdings auch relativ problemlos hätte in toto entfernt werden können (Abb. 9.16b).

Wie die Abbildungen 9.16a und b belegen, ist die Variationsbreite schwer nachzuvollziehender Befunde gerade im Zusammenhang mit Elektrodenrevisionen sehr breit. Zwar war es intraoperativ tatsächlich aufgrund einer sehr festen fibrotischen Brücke etwa im mittleren Anteil des Fragmentes nicht einfach, den Befund zu bergen; allerdings muss es auch eine gewisse Schwierigkeit bedeutet haben, die Blindkappe auf den durchtrennten Anteil aufzubringen.

Bei einem 83-jährigen Patienten wurde im Zuge einer Umrüstung eines DDDR-Schrittmachersystems, das auf der rechten Seite implantiert worden war, ein CRT-D-System links pektoral implantiert, das Schrittmacher-Aggregat explantiert und beide stillgelegten Schrittmacher-Elektroden in einer Blindkappe zusammengefasst, ähnlich wie in Abb. 6.11. Zu einem Sleeve der Schrittmacher-Elektrodenreste führte eine putrides Sekret fördernde Fistel (Abb. 9.17).

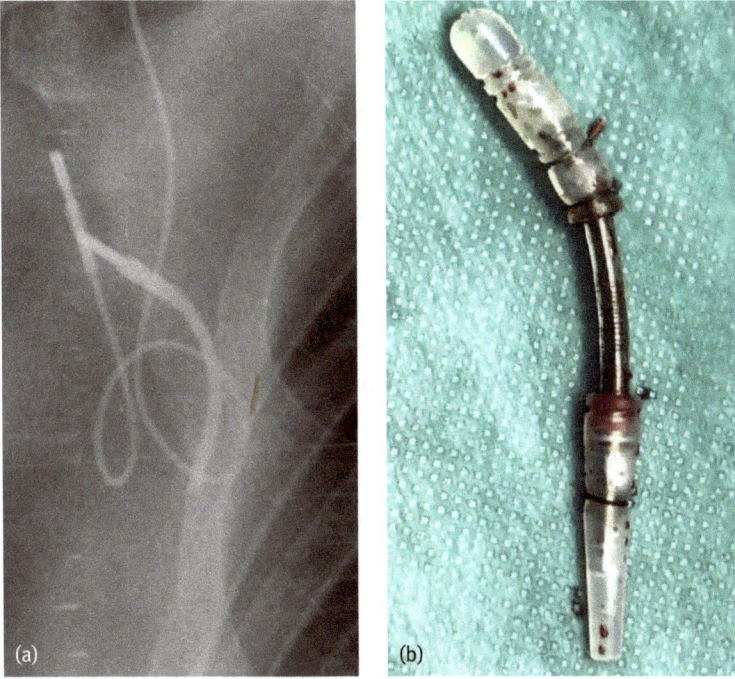

Abb. 9.16: a) Im Röntgenbild findet sich eine schwer zu definierende Elektrodenkonfiguration;
b) seltener Befund einer sehr sorgfältigen Versorgung von Elektrodenfragmenten.

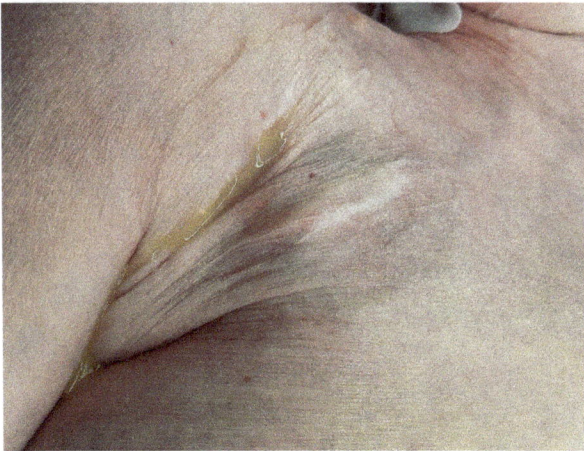

Abb. 9.17: Putrides Sekret aus einer Arrosion von abgekappten Elektrodenresten bei Zustand nach Neuimplantation eines CRT-D-Systems links und Explantation des rechtsseitigen Schrittmacheraggregates.

Da es auf der Seite des CRT-Systems keine lokalen Infektionszeichen gab und auch systemische Infektionszeichen fehlten, wurden lediglich die Schrittmacherelektroden komplett entfernt und für eine Woche eine intravenöse Antibiotikagabe durchgeführt. Der Patient blieb im Verlauf infektionsfrei.

9.6 Elektrodenreste, Fragmente von Portsystemen und Dialysekathetern

Verbliebene Elektrodenreste sind die Quelle stetig wiederkehrender kutaner Fisteln und chronischer Infektionen, die eine erhebliche Einschränkung der Lebensqualität bedeuten. Ist es nicht möglich, aufgrund exzessiver Adhäsionen diese Katheter zu entfernen, kommen Materialien zur Sondenextraktion zur Verwendung, um invasivere chirurgische Maßnahmen (Thorakotomie etc.) zu vermeiden.

9.6.1 Elektrodenreste

Ein 71-jähriger passionierter Inline-Skater bekam vor 10 Jahren einen Herzschrittmacher rechts pektoral. Nach einem Aggregatwechsel entwickelte sich eine Infektion. Neben einer Neuimplantation eines Systems auf der linken Seite wurde das Aggregat rechtsseitig entfernt, ebenso die atriale Elektrode, lediglich ein Teil der rechtsventrikulären Elektrode riss bei dem Versuch der Extraktion ab. Ein Jahr lang ent-

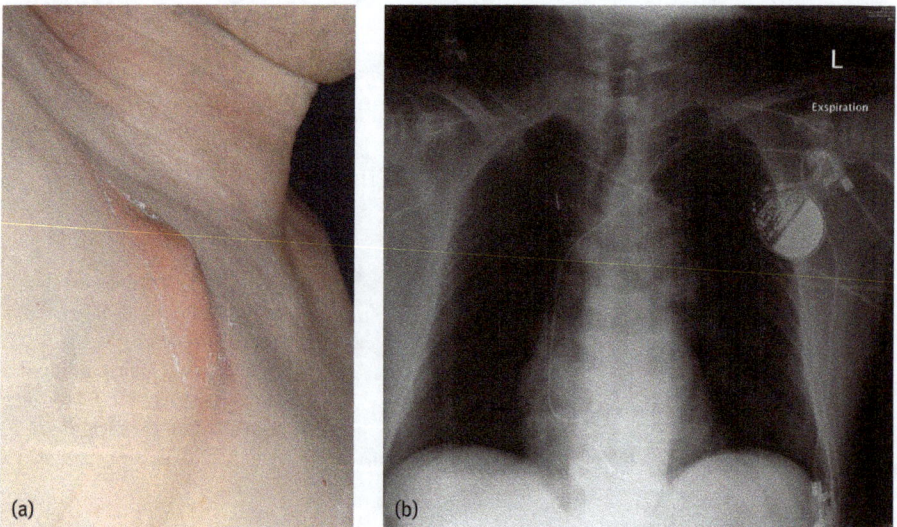

(a) (b)

Abb. 9.18: a) Deutliche Rötung und Schwellung bei klinisch seit 12 Monaten bestehender Infektion durch ein Elektrodenfragment; b) rechts pektoral verbliebenes Elektrodenfragment.

wickelten sich rechts pektoral abwechselnd Schwellungen und Fisteln mit Durchtritt putrider Flüssigkeit. Die Schwellung wurde bereits mehrfach punktiert und immer wieder Staphylokokken nachgewiesen. Dennoch erfolgte über 12 Monate keine definitive Versorgung im Sinne einer Fragmentextraktion (Abb. 9.18a-c). Dieser Patient war über viele Monate bezüglich seiner Lebensqualität erheblich eingeschränkt. Er litt unter erheblicher Müdigkeit, rezidivierendem Fieber und Arthralgien. Dieser Verlauf entspricht keineswegs einem Einzelfall; nicht selten werden die Patienten vom Hausarzt zu Dermatologen, Chirurgen oder sonstige Fachärzten geschickt, die den Befund sehen, die Behandlungskette aber nicht vor Augen haben und damit zu einer Verzögerung der definitiven Sanierung durch Fremdkörperentfernung beitragen. Nur die vollständige Extraktion des Fragmentes führt zu einer vollständigen Ausheilung, wie auch bei dem in Abb. 9.18 dargestellten Beispiel. Sehr rasch bekam der Patient auch wieder den Antrieb, sich auf seine Inline-Skater zu stellen; das linksseitige System weist auch Jahre nach der Revision weder lokal noch echokardiografisch Zeichen einer Infektion auf.

Eine 72-jährige Patientin hatte einen wesentlich komplizierteren Verlauf: Sie hatte vor 10 Jahren die inkomplette Extraktion eines Zweikammer-Schrittmachersystems erhalten. Da zum Zeitpunkt der Extraktion keine weitere Schrittmacherindikation bestand, wurde ihr kein neues System implantiert. Ein im Bereich der Klavikula verbliebener Elektrodenrest (Abb. 9.19a) führte innerhalb von 10 Jahren zu 18 operativen Revisionen, bei denen jeweils der Elektrodenrest immer weiter abgeschnitten wurde.

Dennoch kam es immer wieder erneut zu kutanen Fisteln. Die Patientin litt unter chronischer Müdigkeit, rezidivierenden Fieberschüben, hat in den Jahren 8 kg ungewollt Gewicht abgenommen und aufgrund der repetitiven Antibiotikagaben bereits eine Niereninsuffizienz entwickelt. Mit einer sehr tiefen schrittweisen Präparation gelang es, den Sondenrest ausfindig zu machen und eine Stabilisation des inneren Leiters mit einem entsprechenden Draht (lead locking device) vorzunehmen (Abb. 9.19b).

Hierbei zeigte sich, dass der auf Ebene der Trikuspidalklappe verbliebene Elektrodenkopf bereits vollständig abgetrennt war. Jedoch konnte der bis zur Klavikula reichende Sondenrest vollständig entfernt werden (Abb. 9.19c).

Postoperativ erholte sie sich rasch, gewann ihre Lebensfreude zurück, nahm an Gewicht zu. Selbst die Niereninsuffizienz zeigte sich regredient, so dass eine weitere Operation zur Entfernung des Elektrodenkopfes nicht notwendig war. Bei verbliebenen Kunststoffanteilen ist die Chance geringer, bei verbliebenen Fragmenten ein rezidivfreies Ausheilen der Infektion zu erzielen.

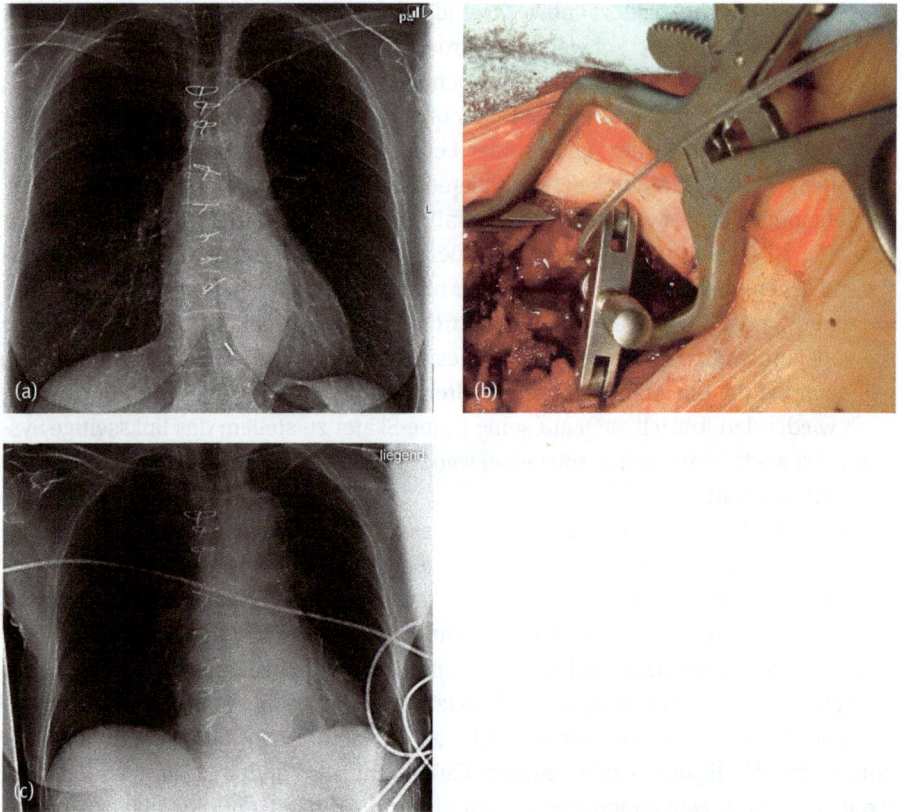

Abb. 9.19: a) Elektrodenfragment, das trotz einer Vielzahl lokaler Revisionen und Kürzungen noch als Fokus rezidivierende kutane Fisteln induziert; b) Verwenden eines Lead Locking Devices zur Stabilisation des Elektrodenfragmentes, um eine möglichst vollständige Fragmentextraktion durchführen zu können; c) Nachweis, dass ausschließlich der Elektrodenkopf im rechtsventrikulären Myokard verblieben und das zur Klavikula reichende Fragment komplett entfernt wurde.

9.6.2 Portfragmente und Reste von Portsystemen und Dialysekathetern

Nicht immer sind Herzschrittmacher oder Defibrillatoren bei systemischen Infektionen die Quelle der Infektion. Portsysteme und Dialysekatheter sind durch die stete transkutane Kontamination wesentlich häufiger mit Infektionen behaftet. Trägt ein Patient beide Systeme und hat keine offensichtliche der Gerätetasche oder Vegetationen im Bereich der Elektroden, ist ein zweistufiges Vorgehen zu rechtfertigen. In einer ersten Operation erfolgte die Entfernung des Portsystems und/oder des Dialysekatheters. In einer ersten Operation erfolgt die Entfernung des Portsystems und/oder des Dialysekatheters.

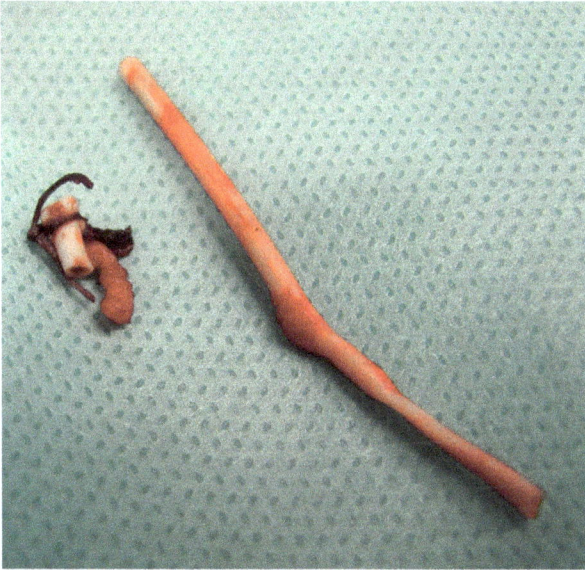

Abb. 9.20: Extrahiertes Fragment eines abgerissenen, infizierten Portkatheters.

Ist der Patient nach Absetzen der Antibiose fieber- und infektfrei, ist kein weiterer Eingriff notwendig. Persistieren die Infektionszeichen, folgt die Entfernung auch des Herzschrittmachers oder implantierbaren Defibrillators. Sehr häufig ist der zweite Schritt nicht notwendig, der ja seinerseits weitere Folgeoperationen nach sich zieht (Reimplantation eines neuen Systems).

Besteht eine eindeutige geräteassoziierte Infektion wie bei einer 59-jährigen Patientin mit AV-Block III° und Zustand nach DDDR-Implantation vor 3 Monaten sowie Zustand nach Portimplantation bei einem Mamma-Ca vor 8 Jahren ist das Vorgehen primär auf sämtliche intravaskuläre Fremdmaterialien ausgerichtet. Sie wies eindeutige Zeichen eines Schrittmacher-Tascheninfektes auf; das kontralateral fragmentierte Portsystem war bereits vor 2 Jahren aufgrund massiver Adhäsionen nur inkomplett entfernt worden. Die Patientin litt unter Fieber, hatte deutlich erhöhte Infektparameter und einen auffälligen Lokalbefund im Bereich der Schrittmachertasche. Die Tasche war zwar geschlossen, aber deutlich gerötet. Intraoperativ wurde eine Opferelektrode implantiert und das Schrittmachersystem bis auf die intraluminale Innenstabilisation ohne Hilfsmittel komplett entfernt. Das Portsystem bestand noch aus einem isoliert im Wundbereich befindlichen kleinen Fragment mit einer Fixationsnaht sowie einem Katheterrest, der allerdings auch bei tiefer infraklavikulärer Präparation nicht zu sehen war. Der Kontrast des Portschlauches reichte aus, um unter Durchleuchtung mit einer Klemme das intravasal befindliche Fragment zu fassen und schließlich komplett zu bergen (Abb. 9.20).

Leicht können solche Fragmente migrieren und sind bei ungünstiger Lage nur schwer mit transvenösen Schlingen oder Zangen zu entfernen. Verbleiben Fragmente, ist die Wahrscheinlichkeit einer persistierenden Infektion hoch. Bei dieser Patientin kam es zu einer umgehenden Besserung der Infektion. Die Reimplantation eines neuen DDDR-Systems erfolgt auf der ehemaligen Port-Seite transaxillär und die Tasche wurde in der Axillarlinie angelegt, um die infizierten Gewebeanteile nicht wieder zu eröffnen.

Kinder neigen zu einer erheblichen Fibrosebildung um längerfristig implantierte Kathetersysteme. Gelegentlich gelingt es nicht, diese Katheter durch übliche gefäßchirurgische Maßnahmen zu entfernen. Bei einem fünfjährigen Kind, das wegen Malnutrition ein Portsystem vor 4 Jahren erhalten hatte, war es nicht möglich, den Katheter durch Zug komplett zu entfernen. Das verbliebene Fragment wurde nach Insertion von der für die Sondenstabilisation verwendeten „lead locking devices" entfernt. Sinn der Verwendung der technischen Hilfsmittel ist die gleichmäßige Verteilung der Zugkraft auf das gesamte Fragment; dies verhindert ein mögliches Abreißen und den intravasalen Verbleib kleinerer Fragmente. Dieses Vorgehen ist der Sondenextraktion sehr ähnlich und kann die ansonsten notwendige „offene Extraktion", ggf. mittels Sternotomie vermeiden. Dies verhindert die Bildung von Fragmenten und erleichtert durch die Kraftverteilung ein sukzessives Lösen eines Katheters, was der Sondenextraktion sehr ähnlich ist und eine ansonsten notwendige offene Extraktionen mit einer Sternotomie vermeidet.

9.7 Verschluss der V. cava superior

Ein vollständiger Verschluss der V. cava superior nach der Implantation kardialer Rhythmusimplantate oder Port- bzw. dauerhaften Dialysekathetern ist glücklicherweise eher selten. Diese Patienten haben jedoch einen hohen Leidensdruck, da sie unter steten Kopfschmerzen und einem Anschwellen der oberen Extremität und des Kopfes bei Kopftieflage und beim Bücken leiden, was nicht nur unangenehm, sondern schmerzhaft sein kann. Das Ausmaß der Beschwerden hängt von dem Grad der Kollateralisation ab. Je schwächer das Kollateralnetz ausgeprägt ist, umso sichtbarer und beeinträchtigender sind die Befunde.

Als Therapie der Wahl gilt die Stentimplantation, da chirurgische Maßnahmen mit einer hohen Rezidivrate behaftet sind. Ein koordiniertes Vorgehen sieht zunächst eine Systemextraktion ggf. unter transfemoralem passagerem oder epikardialem permanentem Schrittmacherschutz vor. Danach erfolgt die Stentimplantation und ggf. die Implantation eines neuen Systems durch den Stent hindurch. Da die Ankerpunkte der Stents nicht atraumatisch sind, kann es, wie in Abb. 10.6 gezeigt, bei „Überstenten" bestehender Schrittmacher- und ICD-Systeme zu entsprechenden Problemen kommen.

Eine andere Patientin mit Verschluss der V. cava superior ist 24 Jahre alt. Nach einer Ablation wegen Vorhoftachykardien bestand die Indikation für ein Vorhofschrittmacher-System bei symptomatischen Sinusknotenblockierungen. Die Elektro-

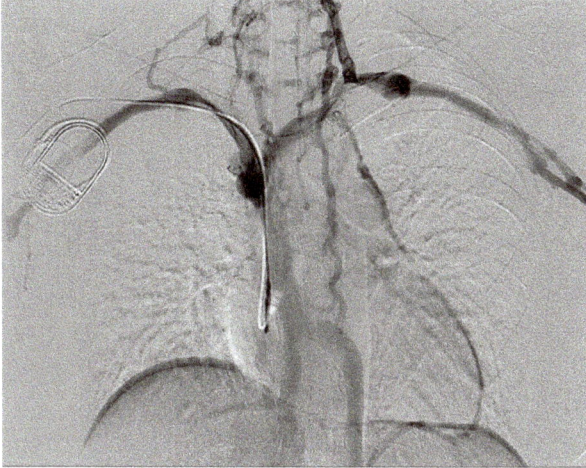

Abb. 9.21: Verschluss der V. cava superior nach AAI-Systemimplantation bei einer jungen Patientin.

de musste bei Dysfunktion nach 2 Jahren Liegedauer ausgetauscht werden. Zu diesem Zeitpunkt war der Verschluss der V. cava superior noch nicht bekannt. Im Rahmen des Sondenwechsels konnte jedoch weder ein Seldinger- noch Terumo- noch PTCA-Draht bis in den rechten Vorhof vorgeschoben werden. Erst nach sehr vorsichtiger Retraktion der Elektrode in eine Extraktionsschleuse und Nutzung des frei gewordenen Lumens war die Neuimplantation einer Elektrode möglich (Abb. 9.21).

Eine Stentimplantation zur Rekanalisation der V. cava superior ist zwar technisch möglich, wird bei so jungen Patienten aber so lange verzögert, wie die Symptomatik es erlaubt, da es wenig Erfahrung über das Langzeitverhalten der Stents gibt.

Da die Ergebnisse der chirurgischen Therapie sehr mäßig sind, kommen neben der Stentimplantation unterschiedliche Angioplastieverfahren zum Einsatz, wobei die geringe Patientenzahl eine eindeutige Favorisierung der ein oder anderen Methodik erlaubt.

10 Elektrodenentfernung und -extraktion

Elektrodenextraktionen gehören zu den risikoreicheren Eingriffen, da es nur sehr wenige Faktoren gibt, die eine Risikoabschätzung erlauben und im Falle einer Perforation der V. cava superior oder der kardialen Strukturen nur begrenzte Zeit für eine definitive Versorgung bleibt. Erfahrung spielt für den Erfolg wie bei so vielen Interventionen eine erhebliche Rolle.

10.1 Elektrodenentfernung

Zwischen der Elektrodenentfernung und einer Extraktion besteht der Unterschied, dass die Entfernung mit wenigen bzw. keinen weiteren Hilfsmitteln erfolgt. Bestenfalls wird ein Mandrin (Führungsdraht) zur Stabilisation des Innenleiters verwendet und Zug auf die Elektrode ausgeübt, die dann mit allenfalls geringem Widerstand komplett entfernt werden kann.

Es gibt keine feste Richtschnur, nach der mit Sicherheit davon ausgegangen werden kann, dass innerhalb einer bestimmten Zeitspanne nach Implantation eine Elektrode ohne Extraktionswerkzeuge zu entfernen ist. Erfahrungsgemäß ist innerhalb des ersten, sehr häufig auch des zweiten Jahres nach Implantation eine Sondenentfernung ohne größeren Aufwand möglich. Bei Zug ohne Einführen eines Mandrin kann es zu einer Beschädigung des Innenleiters kommen, was mit Insertion eines „weichen" Mandrins vermeidbar ist. Jedoch gibt es Patienten mit sehr kurzer Elektroden-Liegedauer, bei denen die Elektrode nicht ohne Strukturschädigung „gezogen"

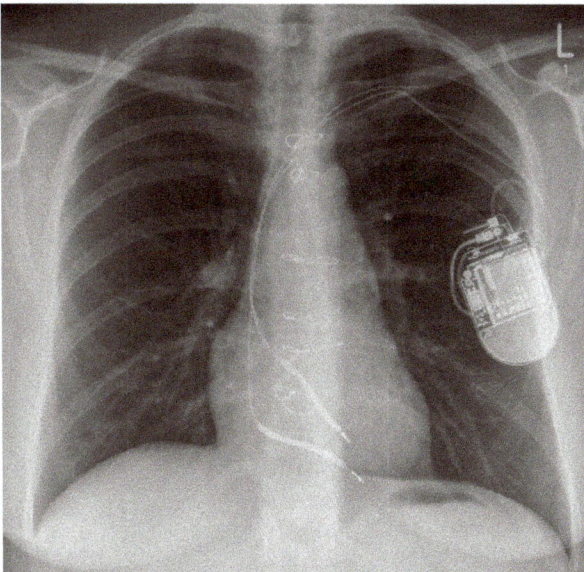

Abb. 10.1: Abgerissenes, massiv angezogenes Elektrodenfragment einer ICD-Elektrode.

https://doi.org/10.1515/9783110654257-010

werden kann. Bereits nach 3 Monaten war eine Schrittmacherelektrode bei einer 38-jährigen Frau nicht ohne Einsatz einer mechanisch kontrolliert drehenden Schleuse zu entfernen, was allerdings tatsächlich selten ist. Ist man darauf nicht gefasst oder versucht aus der Erfahrung heraus, dass viele Elektroden auch nach Jahren noch problemlos zu entfernen sind, mal eben zu ziehen, ist die Gefahr gegeben, dass Elektrodenfragmente mit desintegrierten Leitern im Venensystem (Abb. 10.1) verbleiben, deren Extraktion um ein Vielfaches schwieriger ist.

Das andere Extrem sind Operateure, die bereits bei Elektrodenrevisionen innerhalb der ersten 3 Monate keinen Elektrodenwechsel, sondern lediglich eine Neuimplantation vornehmen. Sehr interessant ist der Befund eines 82-jährigen Mannes, bei dem wegen eines AV-Block III° vor 10 Jahren ein Herzschrittmacher implantiert wurde; einen Monat später wurde eine Vorhofsondendislokation festgestellt (Abb. 10.2).

Trotz des eindeutigen Befundes wurde keine Elektrodenrevision vorgenommen und der Schrittmacher für die Dauer der Batterielaufzeit auf VVIR (reine Kammerstimulation mit Steigerung der Herzfrequenz bei Erschütterung) eingestellt. Der sehr rüstige Patient berichtete, vor allem beim Fahrradfahren schnell aus der Puste zu kommen, was dem fehlenden Ansprechen des Vibrations-Sensors bei Tätigkeiten ohne Erschütterung des Körpers entspricht. Ein „Schrittmachersyndrom", das einer kardialen Dysfunktion durch reine Kammerstimulation entspricht, lag nicht vor, da er ansonsten „gut zurecht" kam; es hätte sich so wie bei vielen Patienten der Ära, in der es noch keine AV-sequentiellen Herzschrittmacher gab, entwickeln können. Das Aggregat des Patienten hielt 10 Jahre, die Elektroden, auch die atriale war bereits massiv eingewachsen, so dass bei fehlender Klasse-I-Indikation schlicht eine zusätzliche Vorhofelektrode implantiert wurde.

Der Patient ist nach 10 Jahren eingeschränkter Belastungsfähigkeit glücklich, wieder beschwerdefrei seinem Lieblingshobby nachkommen zu können. Bei frühzeitiger Elektrodenrevision hätte das Stilllegen der Elektrode vermieden werden können und der Patient hätte auch während der letzten 10 Jahre eine deutlich optimalere Lebensqualität genießen können.

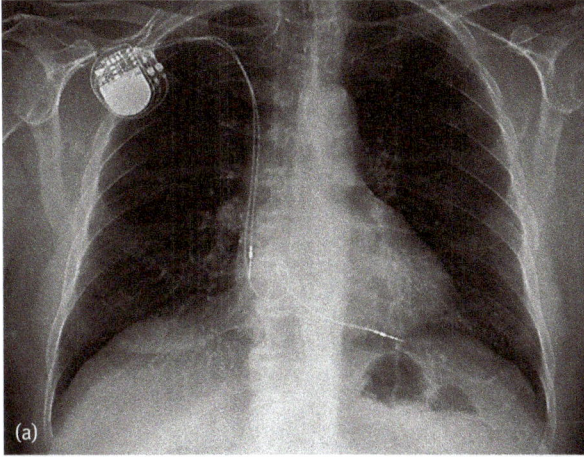

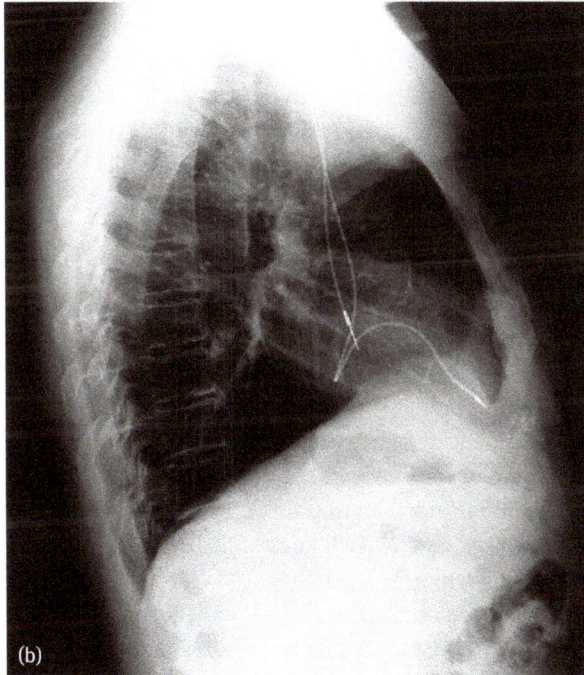

Abb. 10.2: a) Frei im Vorhof flottierende atriale Elektrode nach Vorhofelektrodendislokation wenige Tage nach Implantation, allerdings auch 10 Jahre später (VVIR-Modus bei AV-Block III° mit erhaltenem Sinusrhythmus programmiert), p.a.-Röntgenbild; b) frei im Vorhof flottierende atriale Elektrode nach Vorhofelektrodendislokation wenige Tage nach Implantation, allerdings auch 10 Jahre später (VVIR-Modus bei AV-Block III° mit erhaltenem Sinusrhythmus programmiert), laterales Röntgenbild.

10.2 Elektrodenextraktion

Indikationen der Elektrodenextraktion sind einerseits Infektionen (s. Kap. 10.2.1), andererseits dysfunktionale Elektroden oder die Indikation zur Elektrodenentfernung beispielsweise bei zwingend notwendiger Herstellung einer MRT-Tauglichkeit oder zur Ermöglichung einer suffizienten thorakalen Radiotherapie.

10.2.1 Infektionen

Infektionen gelten als Klasse-I-Indikation zur Sondenextraktion. Die Häufigkeit der Infektionen in Verbindung mit Herzschrittmachern und ICDs nimmt stetig zu [19]. Man unterscheidet zwei Formen der Systeminfektion:
a) Tascheninfektion bzw. extravaskuläre Infektion
b) Elektrodeninfektion bzw. Bakteriämie ohne sonstigen Fokus

Erstaunlich selten sind beide Entitäten kombiniert vorhanden. Obwohl die Problematik von Implantaten und sonstigen Fremdkörpern im Studium von unterschiedlichen Fachrichtungen aufgegriffen wird, dauert es vor allem bei Tascheninfektionen mit ansonsten relativ blander Klinik (kein Fieber, keine oder nur gering erhöhte Infektparameter) oft Monate, bis der Patient zur Extraktion einem entsprechenden Zentrum zugewiesen wird.

Adhäsionen zwischen den Elektroden, größere Gewebe-Fragmente und Kalzifikationen um die Elektroden können transvenöse Extraktionen erheblich erschweren bzw. können Adhäsionen zwischen den Elektroden dazu führen, dass die Entfernung einer intendierten Elektrode unversehens zu einer 2-Elektrodenrevision anwächst (Abb. 10.3).

Kommen noch Faktoren wie durch Zug zerstörte Innenleiter oder Elektrodenfragmente hinzu, potenziert sich die Komplexität der Extraktion (Abb. 10.4) und dies erfordert oft die Verwendung des gesamten zur Verfügung stehenden Armamentariums wie Innenstabilisation, mechanische bzw. mechanisch kontrolliert drehende und Laserschleusen sowie gegebenenfalls transfemorale Instrumente.

Die Extraktion von Elektroden bei Kindern, Jugendlichen und jungen Erwachsenen mit langjährigerer Herzschrittmacherhistorie stellt bei der Explantation durch das aktivere Immunsystem mit entsprechend ausgeprägteren Immunantwort auf Fremdmaterial im Sinne der Fibrosierung bis hin zur Kalzifizierung um die Elektroden und Geräte herum eine besondere Herausforderung dar. Dies keinesfalls nur aufgrund der genannten Fibrose, sondern auch aus der Beobachtung heraus, dass bei Kindern vielfach keine Implantation einer transvenösen Elektrode über die V. cephalica, sondern über teilweise sehr weit mediale Punktion der V. subclavia erfolgt. Die Folge einer im frühen Kindes- oder Jugendalter durchgeführten medialen Punktion kann ein ungewöhnlicher Elektrodenverlauf sein, der sich beispielsweise in einer

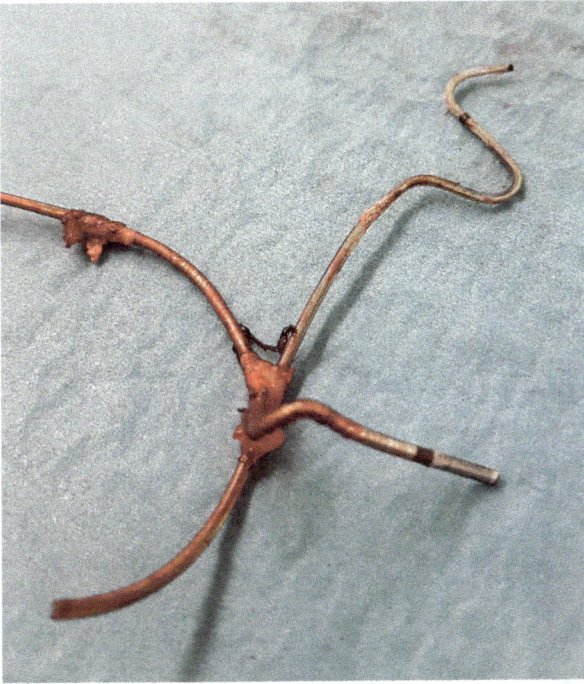

Abb. 10.3: Fibrotische Konnektion zwischen zwei Elektroden, die eine isolierte Elektrodenentfernung lediglich einer Elektrode teilweise unmöglich machen.

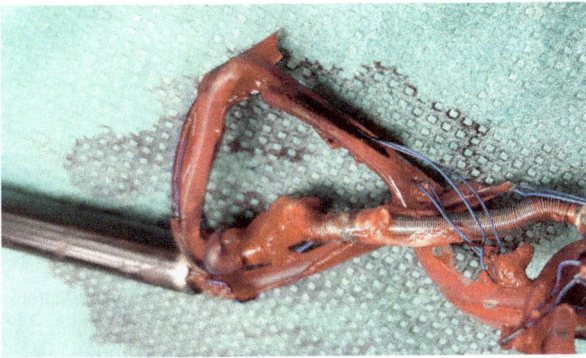

Abb. 10.4: Bei Aufbrechen der Isolation im Rahmen einer Elektrodenisolation nimmt die Prozedur an Komplexität zu und kann leicht zum Verbleib von Elektrodenfragmenten führen.

Computertomografie eines 24-jährigen Patienten als extravasale Struktur darstellt (Abb. 10.5).

Noch komplizierter gestalten sich Extraktionen, wenn anderweitige Therapien ungeachtet liegender Herzschrittmacher- und ICD-Systeme erfolgen. Bei einer Okklusion der V. cava superior wurde einem Patienten ein Stent über das liegende DDDR-Schrittmachersystem implantiert. Bereits unmittelbar nach dem Eingriff kam es zu synkopalen Ereignissen aufgrund eines weitgehenden Exitblock der rechtsventrikulären Elektrode bei bestehendem AV-Bock III° (Abb. 10.6).

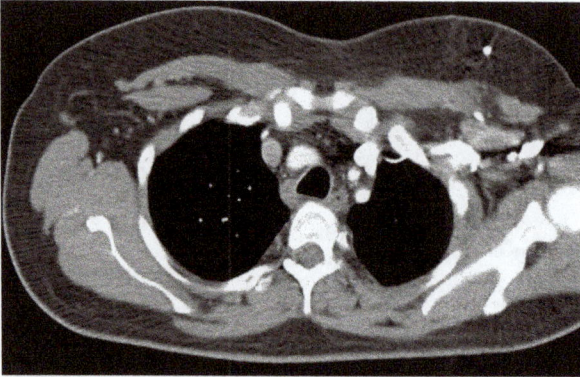

Abb. 10.5: Intrapleuraler Elektrodenverlauf bei Zustand nach schwieriger Elektrodeninsertion im Kindesalter.

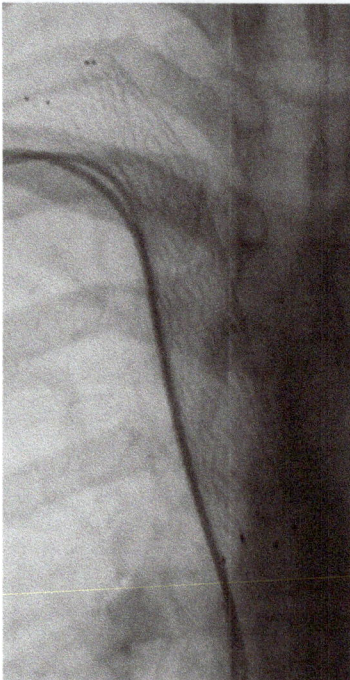

Abb. 10.6: Ungeachtet in der V. cava superior verlaufender Elektroden implantierte Stents mit Verletzung der rechtsventrikulären Elektrode bei einem schrittmacherpflichtigen AV-Block III°.

Es ist zumindest einen Versuch wert, die Elektroden neben dem Stent zu bergen. Bei diesem Patienten gelang das vollständige Bergen beider Elektroden und die Reimplantation eines DDDR-Systems durch den Stent hindurch.

Weiterhin eine Domäne der primär offenen Operation sind massive Vegetationen an den Elektroden oder der Übergriff auf die Herzklappen bzw. Klappenprothesen. Derart massive Befunde (Abb. 10.7), wie bei dem 52-jährigen Patienten mit Einkammer-ICD, der nach einer Zahnbehandlung unter persistierendem Fieber litt, sind al-

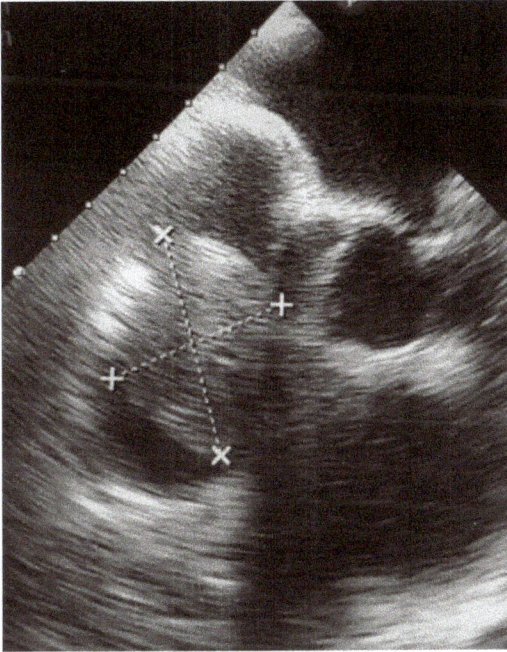

Abb. 10.7: Große Vegetation im Bereich des rechten Atriums, die den Vorhof beinahe ausfüllt.

lerdings selten. Dieser Patient verstarb bei Embolisation des Thrombus wenige Stunden vor der geplanten Operation.

Ein Fallstrick im wahrsten Sinne des Wortes während der Behandlung infizierter Elektroden bei Septikämie ist der Verbleib infektiösen Materials, das sich im Lungengewebe und/oder Venensystem befindet. Besonders heimtückisch sind Kalkfragmente, durch die die Elektroden hindurchlaufen. Auch nach Extraktion können die Kavernen noch Biofilmbildner beherbergen, was dann eine rezidivierende Sepsis nach Absetzen der Antibiose bewirkt. Ein 19-jähriger bekam im Kindesalter bei AV-Block III° einen transvenösen Herzschrittmacher; nach mehrfachem Aggregatwechsel kam es zu einer Infektion. Nach Implantation eines epikardialen VVI-Systems konnten die Elektroden transvenös nicht komplett entfernt werden, weswegen eine offene Sondenentfernung erfolgte. Elektrodenfragmente fanden sich nicht. Dennoch persistierte über 6 Monate rezidivierendes Fieber und Zeichen einer schweren Sepsis, sobald die Antibiose beendet wurde. Eine beginnende Niereninsuffizienz durch hochdosierte Antibiotika-Therapie erforderte noch keine Dialyse. Nach ausführlicher Bildgebung mit durchweg negativen Befunden blieb nur die Vorstellung, ein Kunststoff-Fragment der Isolation wäre verblieben und würde die Infektion unterhalten. Intraoperativ ließ sich keinerlei Kunststoff finden, die sequentiell entfernten Kalkfragmente aus der V. subclavia zeigten keine Spuren eines verdächtigen Sondenanteils. Nach Entfernen einer größeren Kalk-Kaverne stieg für ca. 20 Minuten unter laufender Antibiose die Temperatur an; die ca. 1 cm würfelförmige Kalkformation enthielt tatsächlich Proprioni species. Seither ist er fieber- und infektfrei.

10.2.2 Nicht-infektiöse Extraktionsindikationen

Prinzipiell könnte man sich auf den Standpunkt stellen, dass alle dysfunktionalen Elektroden keine Berechtigung haben, im Körper zu verbleiben. Unter dem Aspekt, dass nach Abwarten, bis eine dysfunktionale Elektrode beispielsweise durch eine Infektion zu einer Klasse I-Indikation zur Extraktion „aufsteigt", ließe sich durchaus argumentieren, zeitnah bei Dysfunktion bereits eine Extraktion vorzusehen.

In der Praxis ist es durch die eher begrenzte Zahl von Institutionen, die über entsprechende Infrastruktur zur adäquaten Durchführung einer Sondenextraktion verfügen (HLM-Bereitschaft, Intensiveinheit mit herzchirurgischer Expertise, Herzchirurg vor Ort etc.) nicht möglich, eine solche Vorgehensweise als generell gangbares Verfahren anzusehen.

Zudem ist es auch nicht sinnvoll, betagten Patienten oder jenen mit deutlich eingeschränkter Langzeitprognose in jedem Fall das zwar geringe, aber gegenüber einer reinen zusätzlichen Implantation erhöhte prozedurale Risiko einer Elektrodenextraktion zuzumuten. Auch bei Vorhandensein einer erheblichen Expertise auf dem Gebiet der Extraktion ist es nicht zu rechtfertigen, einem 87-jährigen Patienten mit seit 20 Jahren implantiertem Einkammer-ICD-System auf Biegen und Brechen einen Systemwechsel mit Extraktion der dysfunktionalen Elektrode anzubieten, sofern keine sonstigen Gründe für eine Extraktion sprechen. Da gerade bei betagten Personen die Immunaktivität keinen erheblichen Progress einer 20 Jahre bestehenden Umscheidung der Elektrode erwarten lässt, ergibt sich für eine eventuelle spätere Extraktionsindikation in Relation nur eine geringere Erhöhung des Risikos. Insofern werden auch bei institutionsbezogen idealen Voraussetzungen alle individuellen Aspekte beleuchtet, um dem Patienten eine zum Zeitpunkt der Evaluation optimale Lösung zu bieten. Diese kann durchaus in der zusätzlichen Implantation mit Stilllegen der alten Elektrode bestehen (Abb. 10.8).

Jener 87-jährige Patient hatte im Vorfeld einer Fehlfunktion durch Oversensing eine Elektrodenwarnung über ein akustisches Signal bekommen. Das Oversensing wurde in der Kontrolle festgestellt und der ICD deaktiviert. Bei der klinischen Untersuchung fand sich keine auffällige Venenzeichnung, die auf einen thrombotischen Verschluss der V. subclavia hinweisen kann. Intraoperativ war das Venensystem problemlos passierbar, weswegen auf jegliche Art einer Rekanalisation bzw. Sondenextraktion verzichtet wurde. Dies auch unter dem Aspekt, dass die 20 Jahre alte ICD-Elektrode eine sogenannte Dual-Coil-Elektrode mit einer Metallwendel im Bereich der V. cava superior ist, die bekanntermaßen ein erhöhtes Perforationsrisiko während einer Extraktion ausweist. Mit dem Patienten war im Vorfeld vereinbart worden, möglichst auf eine Extraktion zu verzichten und nur bei fehlendem Venenzugang ei-

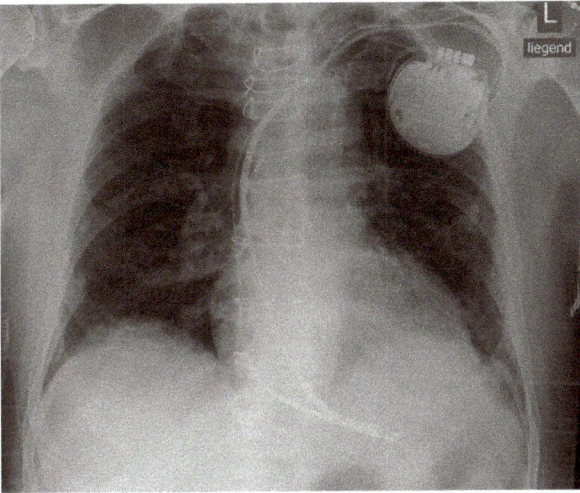

Abb. 10.8: Zusätzliche Implantation einer ICD-Elektrode bei Elektrodendysfunktion.

ne teilweise oder vollständige Rekanalisation zu erwägen. Eine weitere Alternative wäre theoretisch eine S-ICD-Implantation, jedoch lag bei diesem Patienten anamnestisch eine ventrikuläre Tachykardie vor, die durch die fehlende Möglichkeit einer antitachykarden Stimulation (ATP) ein konventionelles ICD-System erfordert.

Diese Sachlage ist differenziert hinsichtlich individueller Gegebenheiten des Patienten zu betrachten (s. Kap. 9.3).

Ein weiterer Patient, zum Zeitpunkt der Revision 57 Jahre alt, hatte vor 27 Jahren bei symptomatischem Sick-Sinus-Syndrom die Erstimplantation eines DDDR-Systems erhalten. Vor 6 Jahren war bei Dysfunktion beider Elektroden ipsilateral über eine steile Punktion die Implantation einer neuen RA- und RV-Elektrode erfolgt. Bei dem sportlich aktiven Patienten besteht nun erneut eine Dysfunktion beider Elektroden. Somit liegen insgesamt vier dysfunktionale Elektroden vor. Das Aggregat ist subkutan, recht gut sichtbar implantiert (Abb. 10.9a).

Bei diesem Patienten erfolgte die Entfernung sämtlicher Elektroden, wobei die abgekappten alten Elektroden zur Rekanalisation der Vene verwendet und somit ipsilateral die Implantation eines neuen DDDR-Schrittmachersystems erfolgte. Das Aggregat wurde submuskulär implantiert und die Elektroden so weit wie möglich von Einflüssen des M. deltoideus bei Armbewegungen entfernt, um die mechanische Belastung der Elektroden zu minimieren (Abb. 10.9b).

Durch die vollständige Extraktion der dysfunktionalen Elektroden und Verwendung MRT-tauglichen Materials ist das System somit auch MRT-tauglich.

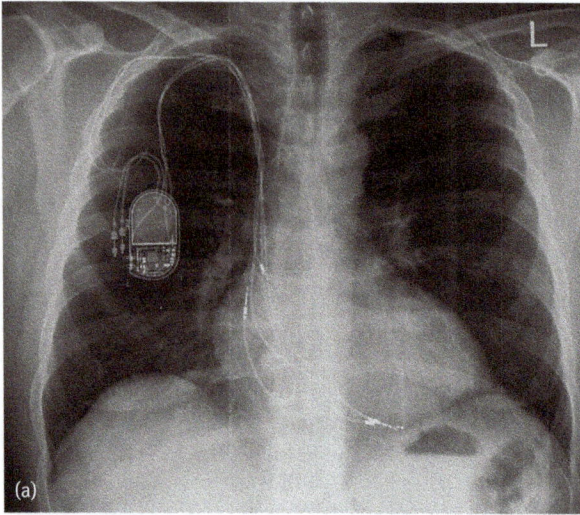

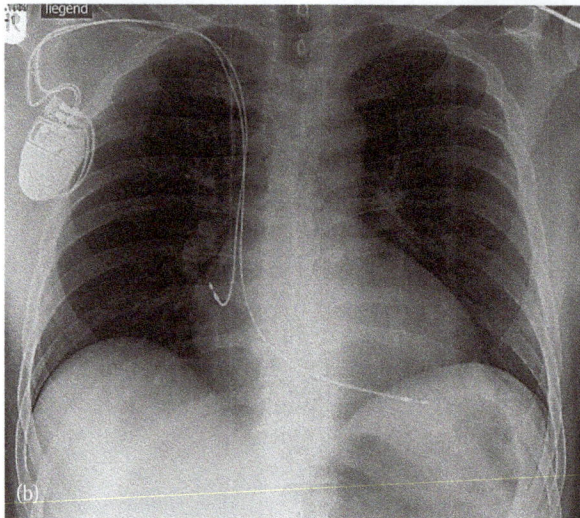

Abb. 10.9: a) Junger Patient mit Zustand nach zusätzlicher Elektrodeninsertion mit nun erneuter Dysfunktion beider Elektroden; b) postoperatives Bild nach Entfernen aller vier Elektroden und Reinsertion der neuen Elektroden über die Extraktionsschleuse.

10.3 Fallstricke unterschiedlicher Extraktionsschleusen

Die Auswahl der Extraktionswerkzeuge erfolgt in erster Linie durch die persönliche Präferenz des Operateurs. Man unterscheidet prinzipiell mechanische und Laserschleusen, wobei die Verwendung äußerer Schleusen in Grenzen auch bei Laserschleuse eine manuelle mechanische Adhäsiolyse erlaubt. Allerdings kann es bei den äußeren Schleusen bei zu rigidem Vorgehen und Vorliegen „harter" Strukturen wie intravenösem Kalk und Knochenanteilen der ersten Rippe/Klavikula zu Verformungen bis hin zu Einrissen kommen, die bei weiterem Vorschub erhebliche Verlet-

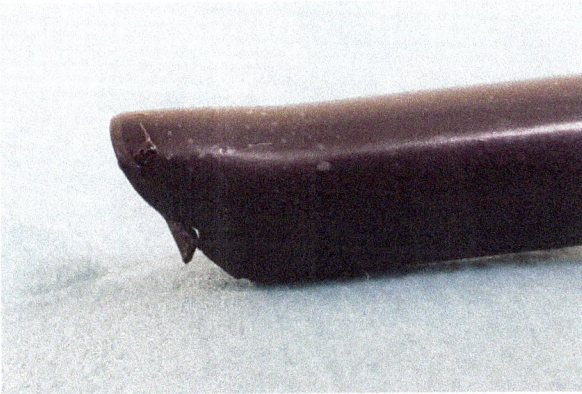

Abb. 10.10: Scharfkantige äußere Schleuse einer Extraktionsschleuse.

zungen bis hin zu langstreckigen Rupturen der Gefäße und des Herzens induzieren können (Abb. 10.10).

Mechanische Schleusen ohne kontrollierte Drehung können geringe bis mäßige Adhäsionen über manuelles Bewegen meist durch Drehung kombiniert mit einer Vorwärtsbewegung lösen. Durch die unabhängig vom Hersteller abgeschrägte Spitze sind Perforationen möglich, bei vorsichtiger Anwendung jedoch selten; allerdings ist die Erfolgsrate verglichen mit kontrolliert drehenden Schleusen und Laserschleusen erheblich niedriger und die Durchleuchtungszeiten im Vergleich deutlich länger.

Mechanische Schleusen mit kontrolliert drehendem Mechanismus gibt es derzeit von zwei Herstellern. Trotz ähnlichem Aufbau und Aussehen der Schleusen gibt es erhebliche Unterschiede, die in der Praxis erhebliche Relevanz besitzen: Während die eine die Drehung des kompletten Schleusenkörpers ausführt und ausschließlich eine Vorwärtsbewegung erlaubt, ist der äußere Schleusenkörper der anderen stabil, was vor allem bei mehreren Elektroden ein „Umwickeln" der umgebenden Elektroden vermeidet. Zudem ist bei der Schleuse mit dem stabilen Schleusenkörper der Mechanismus zum Lösen der Adhäsionen innen gelegen und kommt nur bei Applikation ca. 1 mm aus der Schleuse drehend heraus. Es gibt glühende Verfechter beider Verfahren, wobei letztlich der Erfolg und eine möglichst geringe Komplikationsrate zählen.

Sämtliche mechanische Schleusen bergen das Risiko. Die Isolation, ggf. auch die Innenleiter der zu extrahierenden sowie der benachbarten Elektroden zu verletzen. Da die Innenleiter zumeist aus koaxialen Leitern bestehen, wird die Elektrode bei Ziehen instabil, kann komplett durchtrennt werden oder nur mit viel Zug in einer dann erheblich länger dauernden Prozedur gezogen werden (Abb. 10.11).

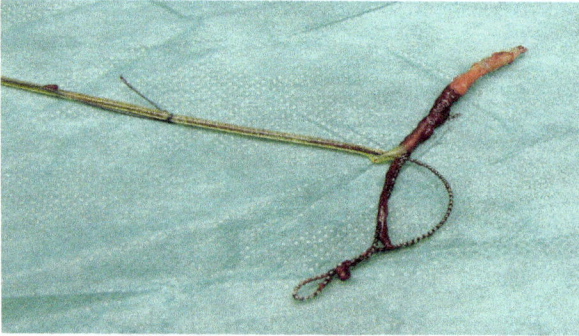

Abb. 10.11: Fehlende Innenstabilisation des distalen Elek-
trodenanteils mit Aufbrechen
der Isolation und Elongation
der Innenleiter.

Löst sich eine Innenstabilisation aus der Elektrodenspitze, ist die Kontrolle über den nicht-stabilisierten Elektrodenanteil erheblich geringer und somit die Extraktion erheblich komplizierter und risikoreicher.

11 S-ICD-Therapie

Die S-ICD-Therapie gehört seit 2009 zu den verfügbaren implantierbaren Aggregaten und wird in der seit Jahren bestehenden Form ausschließlich für Patienten ohne Schrittmacherbedarf und ohne Nachweis einer stattgehabten ventrikulären Tachykardie implantiert.

Die Hersteller-Firma bemüht sich, die Therapie durch die Unterstützung unerfahrener Kollegen durch erfahrene vor Ort sowie zahlreich Fortbildungen einen „Standard" bei der Implantation zu etablieren. Hierzu zählt neben einem präoperativen Screening der zu erwartenden Vektoren auf mögliche T-Wellen-Artefakte auch die Durchführung einer unmittelbar auf dem OP-Tisch stattfindenden präoperativen Markierung der geplanten Elektroden- und Aggregatlage nach kurzer Durchleuchtung.

11.1 Implantation ohne Durchleuchtung und/oder Testung

Ein 170 kg schwerer Patient erhielt bei schwerer dilatativer Kardiomyopathie einen S-ICD ohne präoperative Einzeichnung und ohne intraoperative Systemtestung. Im Rahmen einer schnellen ventrikulären Tachykardie, die vom ICD korrekt erkannt wurde, erfolgten zwei ineffektive Schockabgaben. Danach limitierte sich die mit unveränderter Frequenz laufende Tachykardie eigenständig. Da der Patient die Tachykardie als Präsynkope wahrnahm, stellte er sich zur Kontrolle vor, die den genannten Befund ergab. Im Röntgenbild ist aufgrund des BMI nicht ganz einfach erkennbar, dass sowohl Elektrode als auch Gerät deutlich zu weit kaudal implantiert waren und somit das elektrische Feld kaum kardiale Strukturen erreichen konnte (Abb. 11.1).

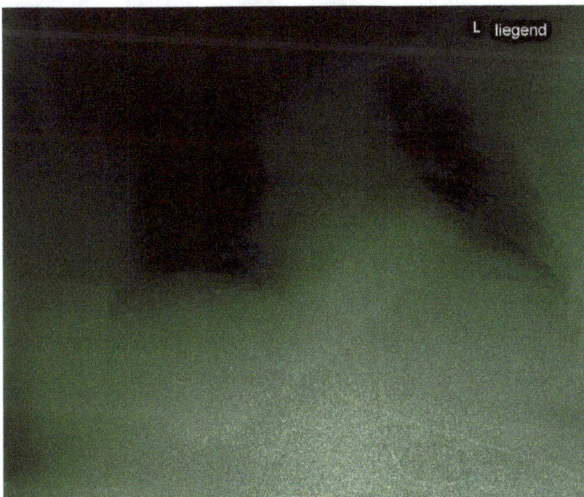

Abb. 11.1: Weit kaudal implantierte S-ICD-Elektrode bei einem Patienten mit Adipositas permagna.

https://doi.org/10.1515/9783110654257-011

Nach stattgehabter VT mit Bewusstseinsverlust wurde ihm das S-ICD-System ex-
plantiert und gegen ein transvenöses Einkammer-ICD-System wegen der damit möglichen ATP-Therapie ersetzt.

11.2 S-ICD Aggregatwechsel

Der Aggregatwechsel eines S-ICD unterscheidet sich zu transvenösen, pektoral implantierten Aggregaten durch eine hohe Variabilität der Gerätelage zum Zeitpunkt
des geplanten Austausches. Zwar reicht das elektrische Feld bei der überwiegenden
Zahl von Patienten auch nach einem „schlichten" Aggregatwechsel ohne Lagever-
änderung aus, um induziertes Kammerflimmern effektiv zu terminieren, allerdings
finden sich bei Betrachtung der p.a.- und lateralen Röntgen-Thoraxbilder sämtliche
Variationen von Gerätelagen, die im Vergleich zum Status post implantationem nach
kaudal, dorsal, ventral und sogar kranial teilweise sehr deutlich abweichen.

In der Abb. 12a ist der Befund eines jungen, sportlich aktiven Patienten dargestellt, dessen Gerät sich 6 Jahre post implantationem deutlich nach kaudal verschoben hat (Abb. 11.2b).

Bei Reimplantation eines neuen Aggregates in identischer Position konnte pro-
grammiertes Kammerflimmern weder mit 65 noch mit 80 Joule terminiert werden.
Mit einer neuen kranial gelegenen Tasche reichten 65 Joule zur Terminierung aus
(Abb. 11.2c).

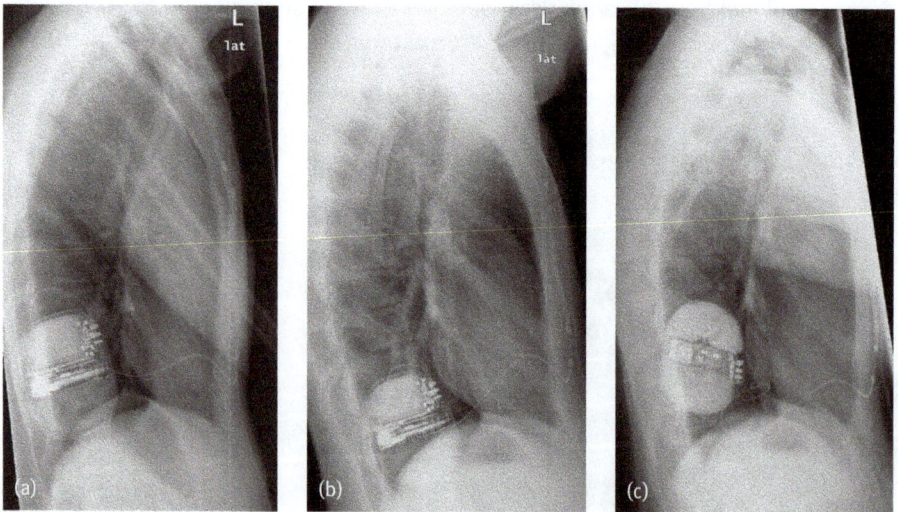

Abb. 11.2: a) Sportlich aktiver junger Mann, S-ICD-Lage nach Implantation; b) gleicher Patient wie in
a), Gerätelage vor Aggregatwechsel 6 Jahre nach Implantation; c) Aggregatlage nach Taschenkorrek-
tur bei ineffektiver Testung des Systems unter der Konfiguration wie in b).

Nicht immer ist die Aktivität eines Patienten für Aggregatverlagerungen primär verantwortlich. Eine 67-jährige Patientin mit ischämischer Kardiomyopathie erhielt einen S-ICD, da sie bereits eine Niereninsuffizienz aufwies und eine dauerhafte Dialysepflicht möglich schien (Abb. 11.3a).

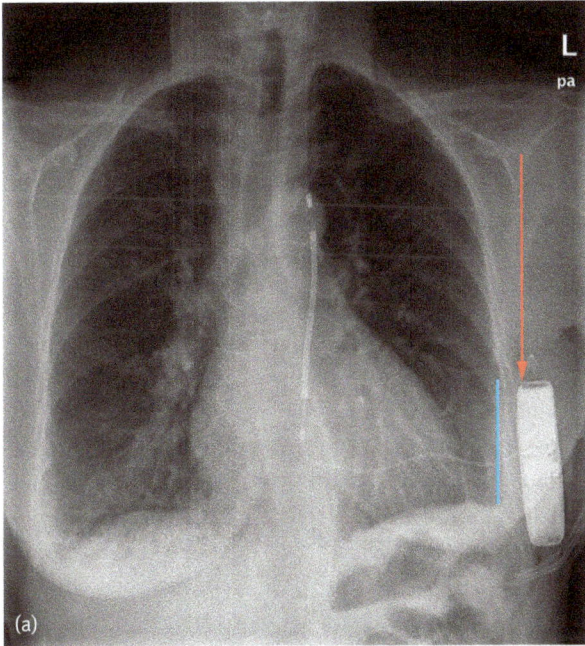

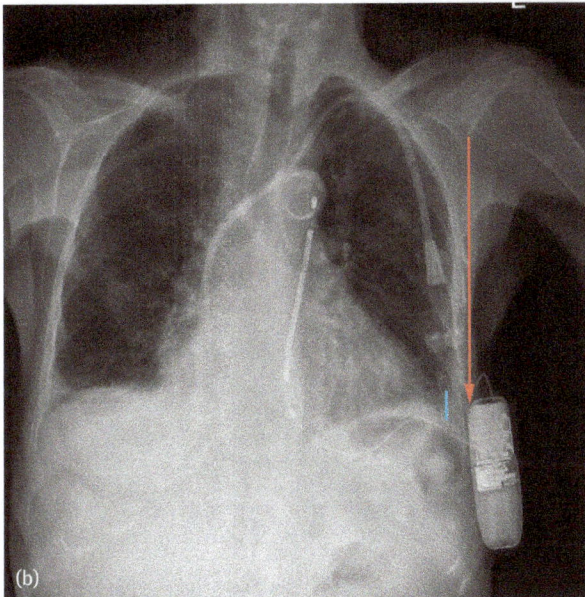

Abb. 11.3: a) S-ICD-Gerätelage nach Implantation bei einer 67-jährigen Frau; b) gleiche Patientin 7 Jahre nach Implantation und Entwicklung einer Kachexie.

Nach etwas über 7 Jahren zeigte das Aggregat ERI. Mittlerweile war sie zumindest intermittierend dialysepflichtig und litt unter einer ausgeprägten kardialen Kachexie sowie Aszites. Nicht nur die Subcutis, sondern auch die muskulären Strukturen waren durch die zunehmende Immobilität deutlich ausgedünnt, so dass der S-ICD entsprechend der Schwerkraft nach kaudal abwich und durch die intraabdominelle Flüssigkeit zudem das Diaphragma „anhob" (Abb. 11.3b). Auch hier gelang es nicht, ohne Taschenverlagerung nach kranial programmiertes Kammerflimmern zu terminieren.

Die wenigen Beispiele von sehr vielen ähnlichen intraoperativen Verläufen belegen, dass es notwendig ist, im Rahmen eines S-ICD-Wechsels eine Systemtestung durchzuführen.

11.3 Inadäquate Schockabgaben bei S-ICDs

Inadäquate Schockabgaben bei S-ICDs sind nach Einführen des Screenings zur Vermeidung eines T-Wellen-Oversensing eher selten geworden. Allerdings gibt es auch hier die Ausnahmen der Regel: Ein 58-jähriger Patient erhielt ca. 8 Monate vor seiner Herztransplantation primärprophylaktisch bei einer fortgeschrittenen dilatativen Kardiomyopathie einen S-ICD. Der S-ICD hatte bis zur Transplantation keine therapiebedürftige Episode. Er wurde nach der Transplantation bei unauffälligem Verlauf extubiert und erhielt innerhalb der ersten Stunden bereits vier inadäquate Schocks. Schließlich wurde ein Magnet auf das Aggregat gelegt und das Aggregat abgefragt. Es fanden sich ca. 180 Episoden mit hochfrequenten Artefakten. Ein Blick auf das Röntgenbild ergab schließlich die Lösung (Abb. 11.4): Die subkutane Elektrode be-

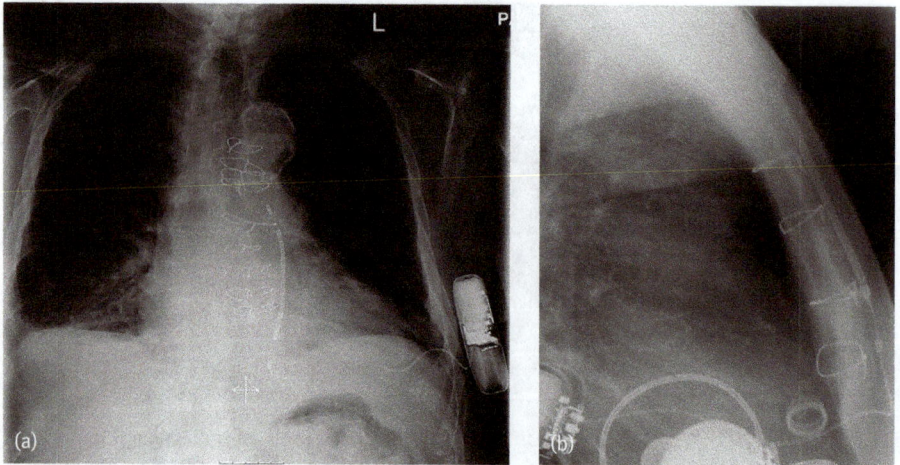

Abb. 11.4: a) Patient mit Zustand nach Herztransplantation bei vorhandenem S-ICD-System, p.a.-Aufnahme; b) Patient mit Zustand nach Herztransplantation bei vorhandenem S-ICD-System, Seit-Aufnahme.

rührte permanent die Drahtcerclagen, weswegen der Befund bei noch intubiertem Patienten zunächst nicht auffiel und erst bei Rumpfbewegungen begann.

Ein 80-jähriger Patient erhielt vor 18 Jahren zunächst rechtsseitig ein DDDR-System bei Sick-Sinus-Syndrom. Nach mehreren Aggregatwechseln kam es zu einer Tascheninfektion. Bei erheblicher ischämischer Kardiomyopathie mit einer QRS-Dauer von 180 ms wurde daher ein CRT-D-System links pektoral implantiert. Bei kachektischem Habitus kam es 3 Jahre später auch hier zu einer Tascheninfektion. Das System wurde extrahiert und bei mittlerweile permanentem Vorhofflimmern bei einer mittleren Herzfrequenz um 55/Minute ohne Pausen ein S-ICD-System implantiert. Nach weiteren 2 Monaten klagte er über mangelnde Belastungsfähigkeit. Ein Langzeit-EKG ergab eine mangelnde Frequenzadaptation unter Belastung, weswegen als Zugang nur eine epikardiale Elektrodenimplantation, bei gutem Ansprechen auf die CRT-Therapie die linksseitige Stimulation mit einem VVI-System blieb. Dem Patienten ging es in der Folge über ca. 4 Monate gut, bis er quasi aus dem Nichts einen Schock mitten in der Nacht bekam. Die Abfrage ergab keine problematische Interaktion mit dem epikardialen VVI-Schrittmacher, sondern zeigte die Dreifachzählung einer sehr breiten, niedrig-frequenten ventrikulären Tachykardie. Um weitere Schocks zu vermeiden, war die Umrüstung des VVI-Schrittmachers auf einen epikardialen Einkammer-ICD notwendig.

12 Fazit

Die chirurgische Versorgung von Patienten mit Herzschrittmachern und Defibrillatoren gilt langläufig als „kleine Operation", die eine Verbesserung der Lebensqualität, bezogen auf interne Defibrillatoren auch eine gewisse Absicherung gegen lebensbedrohliche Herzrhythmusstörungen bedeutet. Die seit über 70 Jahren etablierte Therapieform gehört heute zu den „Standardeingriffen". Erweiterungen der Funktionalität und der Indikation führten zu einem raschen Anstieg der bundesweiten Implantationszahlen, die seit Jahren mit ca. 100.000 auf hohem Niveau konstant bleibt. Allerdings beschränkt sich die Versorgung nicht auf Neuimplantationen oder Aggregatwechsel, da vielfältige Probleme auftreten können und zu erheblichen, teilweise lebensbedrohlichen Komplikationen führen. Ein großer Teil der Komplikationen ist vermeidbar, da chirurgische Technik und Materialwahl bereits großen Einfluss auf den späteren Verlauf besitzen. Die Theorie klingt meist recht trocken, daher ist in diesem Buch viel Wert auf die Darstellung von Befunden realer Patienten gelegt worden, deren Geschichte oftmals die Vorstellungskraft, was ein simpler Herzschrittmacher auslösen kann, übersteigt. Es gibt wie bei vielen Vorgehensweisen sicher keine „absolut sichere", aber vielleicht gelingt es, durch die vielen Geschichten und Bilder die Sensibilität der Leser auf kleine, aber entscheidende Schritte im Verlauf der Behandlung dieser Patientengruppe zu lenken.

Literatur

[1] Zink W, Graf BM. Local Anesthetic myotoxicity. Reg Anesth Pain Med. 2004;29:333–340.
[2] Deutsches Herzschrittmacherregister 2018: https://pacemaker-register.de/category/berichte_reports/, letzter Zugriff: 14.04.2021.
[3] Chan NY, Kwong NP, Cheong AP. Venous access and long-term pacemaker lead failure: comparing contrast-guided axillary vein puncture with subclavian puncture and cephalic cutdown. Europace. 2017;19:1193–1197.
[4] Sinha SK, Kumar P, Singhal G, Singh K, Thakur R. Challenges in lead position and stability of single entry through cephalic route by sehathless technique in dual chamber pacemaker implantation. Journal of Indian College of Cardiology. 2017;7:85–87.
[5] Gallik DM, Ben-Zur UM, Gross JN, Furman S. Lead fracture in cephalic versus subclavian approach with transvenous implantable cardioverter defibrillator systems. Pacing Clin Electrophysiol. 1996;19:1089–1094.
[6] Ong LS, Barold SS, Lederman M, Falkoff MD, Heinle RA. Cephalic vein guide wire technique for implantation of permanent pacemakers. Am Heart J. 1987;114:753–756.
[7] Belott PH. Implantation Techniques. In: Kusumoto FM, Goldschlager NF (eds). Cardiac Pacing for the Clinician. New York: 2nd ed. Springer; 2008. p. 107–247.
[8] Parsonnet V, Cheema A. An alternate site for pacemaker placement when standard locations are not available. Pacing Clin Electrophysiol. 2004;27:399–400.
[9] Freeman V, Martin P. Iliac Vein Access Pacemaker Implantation. Heart Lung and Circulation. 2018;27(2):S169.
[10] Viorol U, Burri H. Standard pacemaker implantation via femoral venous access. Cardiovascular Medicine. 2017;20:101–103.

https://doi.org/10.1515/9783110654257-012

[11] Ellestad MH, Caso R, Greenberg PS. Permanent pacemaker implantation using the femoral vein: a preliminary report. Pacing Clin Electrophysiol. 1980;3:418–423.

[12] Siddiqui AM, Harris GS, Movahed A, Chiang KS, Nekkanti R. Transhepatic venous approach to permanent pacemaker placement in a patient with limited central venous access. World J Clin Cases. 2015;3:835–837.

[13] Byrd CL, Schwartz SJ. Transatrial implantation of transvenous pacing leads as an alternative to implantation of epicardual leads. Pacing Clin Electrophysiol. 1990;13:1856–1859.

[14] Park SJ, Gentry 3 rd JL, Varma N, et al. Transvenous extraction of pacemaker and defibrillator leads and the risk of tricuspid valve regurgitation. JACC Clin Electrophysiol. 2018;11:1421–1428.

[15] Patel B, Daraghmeh A, Machado C. Severe tricuspid valve regurgitation requiring surgical intervention as a result of pacemaker lead extraction: a case series. The Journal of Innovation in Cardiac Rhythm Management. 2014;5:1525–1529.

[16] Givon A, Vedernikova N, Luria D, et al. Tricuspid regurgitation following lead extraction: Risk factors and clinical course. Isr Med Assoc. 2016;18:18–22.

[17] Dandamudi G, Vijayyaraman P. How to perform permanent His bundle pacing in routine clinical practice. Heart Rhythm. 2016;13:1362–1366.

[18] Burger H, Kempfert J, van Linden A, et al. Endurance andperformance of two different concepts for left ventricular stimulation with bipolar epicardial leads in long-term follow-up. Thorac Cardiovasc Surg. 2012;60:70–77.

[19] Kusumoto FM, Schoenfeld MK, Wilkoff BL, et al. 2017 HRS expert consensus statement on cardiovascular implantable electronic device lead management and extraction. Heart Rhythm. 2017;14:e503–e551.

[20] Birnie DH, Healey JS, Wells GA, et al. Pacemaker or defibrillator surgery without interruptions of anticoagulation. N Engl J Med. 2013;368:2084–2093.

[21] Lim KK, Reddy S, Desai S, et al. Effects of electrocautery on transvenous lead insulation materials. J Cardiovasc Electrophysiol. 2009;20:429–435.

[22] Osswald BR, Israel CW, Burer H, et al. Stellungnahme der Arbeitsgruppe Elektrohysiologische Chirurgie der Deutschen Gesellschaft für Thorax-, Herz- und Gefäßchirurgie zu den Empfehlungen der Deutschen Gesellschaft für Kardiologie (Arbeitsgruppe Rhythmologie) im Umgang mit Patienten mit ICD-Elektroden Riata und Riata ST der Firma St. Jude Medical. Z Herz-, Thorax- und Gefäßchirurgie. 2014;28:5–7.

Stichwortverzeichnis

www.ingramcontent.com/pod-product-compliance
Lightning Source LLC
Chambersburg PA
CBHW081107220326
41598CB00038B/7256